U0188977

弯曲你的大脑

［西班牙］戴维·布埃诺·托伦斯　著
（David Bueno i Torrens）

陈　晨　译

中国科学技术出版社
·北　京·

北京市版权局著作权合同登记 图字：01-2020-6279。

图书在版编目（CIP）数据

弯曲你的大脑 /（西）戴维·布埃诺·托伦斯著；

陈晨译 . —北京：中国科学技术出版社，2021.7

书名原文：Cerebroflexia. El arte de construir el cerebro

ISBN 978-7-5046-9086-9

Ⅰ. ①弯… Ⅱ. ①戴… ②陈… Ⅲ. ①脑科学 Ⅳ.
① R338.2

中国版本图书馆 CIP 数据核字（2021）第 122675 号

策划编辑	杜凡如	陆存月		**责任编辑**	杜凡如
封面设计	马筱琨			**版式设计**	锋尚设计
责任校对	焦 宁	吕传新		**责任印制**	李晓霖

出 版	中国科学技术出版社
发 行	中国科学技术出版社有限公司发行部
地 址	北京市海淀区中关村南大街 16 号
邮 编	100081
发行电话	010-62173865
传 真	010-62173081
网 址	http://www.cspbooks.com.cn

开 本	880mm×1230mm 1/32
字 数	140 千字
印 张	8.5
版 次	2021 年 7 月第 1 版
印 次	2021 年 7 月第 1 次印刷
印 刷	北京盛通印刷股份有限公司
书 号	ISBN 978-7-5046-9086-9/R·2731
定 价	79.00 元

致我的父母、妻子、朋友和老师，感谢他们帮我塑造大脑。

对于我的孩子，希望此书对塑造他们的大脑也有所帮助。

大脑，
认知最后的边疆

这句话的灵感来源于传奇科幻电视剧
《星际迷航》系列每部开头的第一句话

"宇宙，人类最后的边疆。"

自然的迷人之处总是超乎我们的想象。它既包括通过壮丽景象展现在我们面前的外部自然，也包括隐藏在我们身体中的内部自然，内部自然通过我们的行动、思想与想象同时作用于外部自然。我们对自己的内部自然了解越来越多，拥有认知、分析和理解力，都归功于大脑这个十分特殊的器官。很有可能，大脑就是认知最后的边疆，它能使我们理解其他一切事物，然而矛盾的是，尽管我们对大脑的了解日益增多，但它本身依然是一个未解之谜。我们是如何学习的？为什么我们拥有特定的行为方式？情绪究竟是什么？为什么它们对我们如此重要？创造力是如何产生的？自由意志是真实存在的吗？神经科学最近的研究已经开始向我们展示了大脑的构建过程与工作机制。当我们回忆过去，畅想未来，阅读一本小说，与同伴交谈，陷入爱情或产生憎恨的时候，大脑会发生什么变化？人脑与其他动物的大脑究竟有何差异？其中，我们得到的最重要的结论之一就是人脑是一个不断发育的器官，处于持续不断的自主构建与重建的过程中。任何个人生活的细节，无论多微不足道，都有可能在这个过程中起到十分重要的作用。正如读者接下来将看到的，无论在个人层面还是社会层面，这个过程所意味的机会与责任都无法估量。

我们对于人脑解剖学和生物学了解越来越多。神经网络由何建立并如何逐步发展？为什么有些事可以留在记忆中，有些事会被遗忘？为什么有些人相较于其他人更为乐观、冲动、富有同情心、理性或胆小？为什么我们能够自然而然地重拾记忆？为什么我们经常不假思索就做出行动？为什么我们童年所学，小时候的经历，甚至我们都不记得的事都深刻影响着我们一生的行为？当然，关于这些问题，我们所拥有的数据越来越多，但是其中还有更多内容等待我们去发现。大脑被称为我们体内最复杂、可塑性和延展性最强的器官是不无道理的。大脑还掌管着我们目前为止最为复杂、活跃、多变，以及明显矛盾重重的精神生活。

两项国际科研项目的开启证明了大脑知识的重要性。这两个项目的目的也恰恰在于使人们对大脑的认知达到一个质的飞跃：人类连接体项目。该项目始于2009年，旨在绘制一个通用的人脑功能和结构图谱。2013年开启的人类大脑计划期望运行一个可以理解甚至复制大脑运转方式的信息模型。

本书意在解释一些自人出生之前乃至整个生命历程中，大脑如何运转、构建和重建的知识，以及大脑如何影响我们的精神生活，反之，我们的精神生活又对大脑产生了怎样的影响。这个过程和折纸有极大的相似性，折纸是一种通过反复折叠纸张构成三维形象的艺术（也就是书名中的"弯曲你的大脑"）。因此我将谈到我们从祖先及其与家庭、社会、教育以及文化环境之间关键的、不可分割的相互影响中所必然继承的生物学特征，这些特征对我们一生都有着重要影响；反之，我们自己的行为和态度也影响着这些生物特征的形成。了解大脑无疑可以使我们更好地了解自己，最终不仅可以帮助我们优化自身大脑运转和精神运转方式，我们身边的人，甚至是我们的后辈也可以得到益处。本书不是什么励志书籍，我希望通过介绍一些从专业学术文章中提取的科学知识和研究进展，能帮助大家更好地认识自己，我们是人类，我们可以反省过去，决定未来。

我坚信，为了尊严和共同的社会责任，我们应该更加关注个人和集体的力量，而这种力量应来源于我们对自我和自身行为的认知。简而言之，这种力量来源于我们对自己大脑活动的认知。

最初的想法

　　2015年年中，我有幸花了几天时间在加里曼丹岛观察和分析最为重要的野生红毛猩猩群。确切来说，它们大部分其实算半散养。这些红毛猩猩栖息在多个自然公园中，当它们所处的自然环境不能为它们提供足够的食物时，比如在旱季期间，这些公园周围都设有投食点为它们提供食物，基本上投喂的都是香蕉。生活在保护之下就要舍弃一点自由，这是它们为了避免灭绝需要付出的代价。

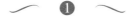

　　不同于人类，红毛猩猩没有稳定的社会群体，其他诸如黑猩猩、倭黑猩猩和大猩猩的灵长类动物也是如此。它们都具有领地意识，都是个人主义者。雌性猩猩只负责保护和抚养自己的幼崽，不需要任何雄性猩猩或其他雌性猩猩的帮助。一般而言，它们每胎只产一只幼崽，保护并抚养它8~9年。大多数情况下，一位雌性猩猩会有两只不同年龄的幼崽：当第一只幼崽长到5~6岁并开始学习独立生活时，第二胎就出生了。我到访过加里曼丹岛南部的塞柯耶河畔，得以观察并记录下雌性猩猩在投食平台上教它两三岁的幼崽剥香蕉皮，一根根吞食香蕉避免噎食的过程。小猩猩的嘴里塞满了香蕉，然后反刍出来一个黄色的大团子，它就一只手拿着团子，爬上树，满脸餍足，确认安全后，就开始小口小口吃起来（除了人类，加里曼丹岛红毛猩猩的主要敌人是一种群居野猪，它们会寻找并捕食猩猩幼崽）。猩猩幼崽会一边全神贯注观察母亲，一边笨拙地尝试模仿母亲的行为。

这些红毛猩猩同黑猩猩、倭黑猩猩以及大猩猩一样，是灵长类动物群体的一部分，我们与它们之间也存在着十分紧密的亲缘关系。和我们人类一样，它们也会教授自己的幼崽一些东西，但毫无疑问，人类的学习能力远远高于它们。

一方面，我们似乎可以无限制地往大脑里填塞知识。那我们将知识储存在大脑何处呢？另一方面，我们一生都在学习新知识，尽管年龄越大学习越费劲。而红毛猩猩、黑猩猩、倭黑猩猩和大猩猩只在童年阶段学习新知识。我们的大脑和它们的大脑又有什么不同呢？

除了大脑的大小，最主要的区别在于，我们的大脑可以实现类似折纸的复杂活动，在本书中我称其为"塑造大脑"的过程。我承认，这个术语不是我自创的，而是我提取的，通过类似红毛猩猩幼崽学习吃香蕉的模仿过程和2012年美国伊利诺伊州三一国际大学生物伦理及人类尊严中心博客上发表的一篇叫作《大脑折纸》的评论。"折纸"在西班牙语中也叫作"origami"，来自日语的"折叠"——"oru"，和"纸"——"kami"。折纸是一种艺术，也是能力。按照一定的顺序，反复折叠一张纸，叠成一个特定物体。那么"塑造大脑"又是什么意思呢？它与折纸十分相似，只不过是以神经元为纸。然而，请大家原谅，我暂时不解释"塑造大脑"的内容，因为这正是我将要在本书中详细叙述的，还要说说"塑造大脑"带来的后果和重要性，以及它带给我们的巨大机遇。现在，我只能说我们的精神生活、学习能力、记忆能力、行动能力、产生情绪的能力、理性思考的能力以及与他人分享经历与情感的能力都取决于这种塑造神经元的能力。这种跟折纸的类比是十分深奥的。因为几乎我们每个人一开始分到的都是一张大小、形状、厚度、密度和软度都不同的"纸张"。也就是说，父母遗传给我们用以构建大脑的物质基础各有差异，生活中的各种偶然事件、家庭、社会和教育环境也不同，并且我们自己的愿望与想法也各有不同。所有这些因素都影响着大脑的塑造。就像同样的纸，我们用不同的方式折叠，会得到不同的物体。尽管结果有无限可能，最终依然取决于纸张的初始特征和我们的折叠能力。

新几内亚岛位于加里曼丹岛不远处，只需三四个小时的飞行就可抵达。那里生活着许多部落，我离开加里曼丹岛后，也有幸了解了其中几支部落，并与他们共度了一段短暂的时光。虽然面对不可阻挡的现代化进程，他们的生活方式不可避免地发生了改变，但他们依旧保留了许多在我们看来很奇怪的古老习俗。比如，生活在新几内亚岛（新几内亚岛是仅次于格陵兰岛的世界第二大岛屿）西北部深处的法雷人直到20世纪中叶还保有食用逝者大脑的习俗。是的，他们有食人的习性，但食用逝去家庭成员的大脑只是他们复杂葬礼仪式的一部分。根据他们的信仰，通过这种方式，他们可以获得逝者所有的知识与经验。他们拿到了吗？实际上并没有。知识与经验是通过学习而非这种方式传递的。知识与经验不存在于他们吞食的每一口大脑里，而是存在于由神经元组成的活跃运转的神经网络中，位于我们神奇而复杂的大脑深处。在某些情况下，法雷人从这种古老的葬礼仪式中唯一得到的东西是库鲁病。库鲁病类似疯牛病，在人类身上也被称作克雅二氏病。人们发现这种病症也出现在其他动物身上，比如牛羊牲畜甚至是苍蝇等。库鲁病是由一种大脑异常折叠蛋白导致的，当这种蛋白质积累到一定数量时，大脑会渐渐衰竭，继而引发痴呆，最终导致死亡。奇怪的是，当一个折叠异常的蛋白质和另一个折叠正常的同种蛋白质接触时，会诱导正常的蛋白质变质。需要说明的是，只有吸收已被感染的组织或输入感染者的血液才会感染这种疾病，这种病并不会通过其他方式传播。

我在前面就问大家我们一生中积累的知识和经验都储存在哪里，在我讲述了法雷人和他们吞食逝者人脑的习俗之后，也许有人会问，我们的大脑是如何吸收新知识的呢？为什么对我们来说，有时可以相对容易地自主自愿重拾记忆，而有时一些记忆却隐藏在潜意识中，某些情况下我们越不想想起这些记忆，它就越以一种不可阻挡的方式自主浮现？上述内容都决定着我们的性格、态度、能力和行为。这些问题的答案依旧是"塑造大脑"的过程。

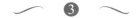

我很清楚，谈论大脑和精神世界，以及它们与行为之间的关系就如同进入一片沼泽地。人们很容易就会停滞不前，或更糟糕的是，还可能陷入一些不稳定的区域。其中的理由各种各样，而我觉得在继续这个话题之前，最好实事求是地对此进行一些讨论。首先，我们研究大脑以及它与我们精神世界之间关系的唯一方式就是利用我们自己的大脑和我们自己的思考过程。这就有了一个有趣的悖论，科学家和哲学家们也正试图解决它。大脑可以自己研究自己吗？精神世界可以理解其本身吗？从严格的科学角度来看，研究任何东西都应该脱离其本身，因为若非如此，就有可能在分析研究对象的同时对它做出改变。对此，量子物理学家可以巧妙地解释。同时知道一个运动中的亚原子微粒的速度和方向是不可能的，因为我们需要使用某种形式的能量来探测亚原子微粒，而这种能量会改变这个亚原子微粒运动的速度和方向。很明显，如果研究者不使用自己的大脑，就无法研究大脑；如果没有自身的思考过程，也就不能理解精神世界本身。因此，研究者本人的大脑和精神世界决定了研究结果，同理，在他们自己身上做研究，所有东西一经发现，就会改变。

然而，我在本书中要表明，这个明显的阻碍不是问题，反倒成了一个很大的优势，一个对于人、社会，乃至整个人类的好机会。了解大脑如何运转和大脑功能与我们精神世界之间的关系能够优化自我认知的运转机制。正如我在序言中所说的，这就是我在本书中所提出的最重要的宗旨。

4

神经科学，尤其是认知神经科学，作为研究与认知活动相关的大脑构建过程和功能的科学分支，是一门依然还存在争议的学科。许多人对神经科学的解释都持怀疑态度，尤其是很多人认为精神活动不仅仅只是神经冲动。比如，我的课题之一与暴力及和平解决相关。就个人而言，我认为大脑活动无疑对这些问题具有重大影响。比如与冲动性和攻击性相关的方面，它们对理解暴力十分关键，并且也由大脑中具体区域的活动来管理；抑或是共情与社交能力，它们在任何旨在达成和平共识的谈判中都非常关键，这些能力也由其他神经元的活动所管理。不过我的课题总是与每个人及每种历史和社会时期的社会现状和文化水平息息相关，对这点我也毫无疑问。然而，其他人甚至机构总是不止一次地直接拒绝我将神经科学研究加入控制暴力与人类矛盾的理论和实践中的想法。

　　这种对于神经科学的相对不信任源于两个方面，任何情况下两方面都成立。一方面，大脑研究一直以来是从心理学、教育学、社会学和哲学方面入手，而从生物学看人类行为，因此这方面完全是未知的。这种做法有了一种惯性，而在任何研究领域，这种惯性一旦产生，都很难恢复常态。

事实上，这种惯性与大脑也有关系，同记忆的不断加深有关。另一方面，在很多情况下，人们总是以还原论的方法展现神经科学的研究成果。这会使人们产生神经元甚至是基因决定一切的想法，或是夸大那些研究成果的个体及社会意义。

作为一名生物学家、神经科学家以及遗传学家，我也难逃这种惯性。例如，当我们这些专家谈论关于决策的精神活动时（我将在本书其中一章谈到这个问题），神经科学家常常说，"评估各种数据之后，大脑决定……"；说得更详细些，就是"评估各种数据之后，前额叶皮层决定了……"。到底是大脑的某一区域为我们做出了决定，还是人自己做出了决定？一般而言，我们都认为做出决定的一直是我们自己，也就是说我们自己的所有精神活动共同做出决定。不过也存在一些病例，病人认为是别人替他做出了决定。很明显，他们将自己与他们的大脑活动分割开来了。

在这种情况下，"大脑决定"这种表述不严谨。就跟说"太阳正消失在地平线后"是一样的。因为所有人都知道太阳并不围着地球转，也不存在藏在什么东西或人后面这种事情。地球自转运动以及它本身是球体的事实才让我们产生了太阳被挡住的错觉。再举一个例子，人们常说"这样或那样的行为来源于神经元之间这样或那样的联系"，事实上，大多数情况下我们想表达的是，"当某个具体的神经网络处于活跃状态时，它就会导致或有助于导致一种具体的反应，这种反应就是我们表现出的或我们认为的行为。"在本书中我将尽可能避免使用这些不严谨的说法或是人们习以为常的说法。如果我没能做到这一点，读者就会认为失去环境因素的大脑运行没有任何意义。因为大脑与家庭、社会、文化以及教育等其他环境总是以一种不可分割的方式共同发展前进。因此，人们难免发出疑问，有形的大脑是如何转变成无形却又绝对真实的精神活动的呢？

如此看来，人类复杂而多样的精神活动仅仅由神经冲动以及数量众多的神经元构成的复杂系统产生，只是我们如今还未能完全了解？还是说另有"其他因素"？关于这个问题，目前科学无法也不能给出确切答案。这里所说的"其他因素"组成了我们每个人信仰的一部分。科学应该通过实验研究那些有形可证的事实。同理，这些信仰也应该组成人类文化的其他重要领域，比如哲学或神学。

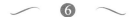

最近十年，人们从生物学，即神经学、生理学和遗传学角度出发，对大脑的研究已经达到了一个高度。如今我们比十年前了解了更多的东西：神经联系是如何建立的；大脑的哪些区域总是对我们的行动产生影响；基因与环境对大脑的构建与功能有着怎样的影响等。其中，我们越来越明晰的事实就是大脑是一个永远在构建与重建过程中的器官，它"自我塑造"的能力是永恒的。大脑永不停歇，永远处于发育过程中。它总是有要添加或削减的东西。事实上，这是我们人类最大的秘密：我们拥有一个永远在构建的大脑，它的可塑性是永恒的，并且它在与环境密切的联系中持续不断地塑造自己。

如果说大脑一直处于构建的状态中，那么我们的意识、自我和我们生命最深处的奥秘也是如此。大脑的构建和重建过程是怎样的？有什么因素影响着大脑的构建？我们可以掌控这个过程吗？它是如何影响我们的性格和生活方式的？我们是否可以感知到这种构建过程甚至尝试进行自主构建呢？家庭、社会、教育以及生活中持续不断的各种偶然事件在其中扮演着怎样的角色？在本书中，我将从科学的角度出发，根据神经科学的最新发现，解释我们的大脑如何变成现在这样、如何工作以及如何构建和重建的问题。我的目的很明确：了解这些构建的过程，尽可能充分利用，造福我们自身和子孙后代，以及整个社会和人类。

　　如同折纸一样，为了构建大脑，我们首先要分析我们所拥有的材料。大脑是什么样子的？它最初有什么不同？大脑是由什么细胞组成的？大脑细胞之间又怎样相互联系和影响？基因在其中起到了什么样的作用？以上就等同于纸张的形状、大小等其他特征。当我们了解了大脑是如何构建和重建之后（其实这个过程也等同于折叠过程，最终一张纸通过折叠可以变成各种形状），为了便于读者阅读，我将根据每章的内容划分进不同版块，并给每个版块按顺序编号。

请诸位享受"塑造大脑"的过程。探索大脑内部的冒险旅程马上开启。

目录

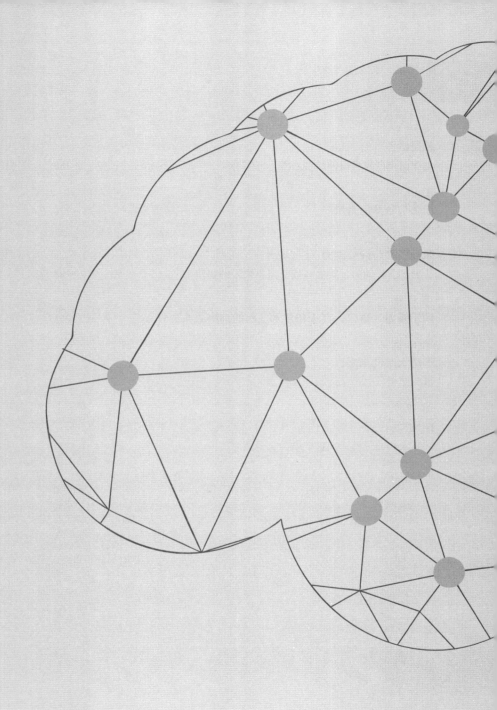

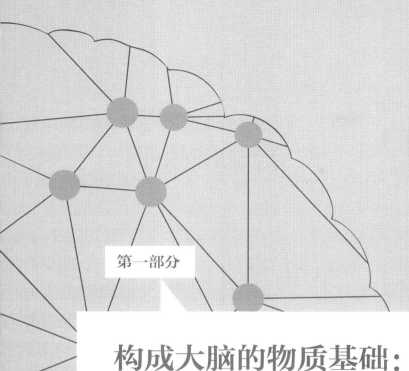

第一部分

构成大脑的物质基础：

神经元、分子和基因

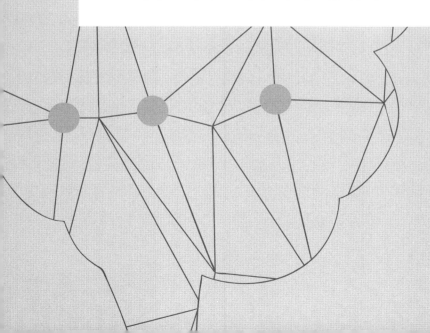

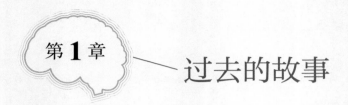

第 1 章 过去的故事

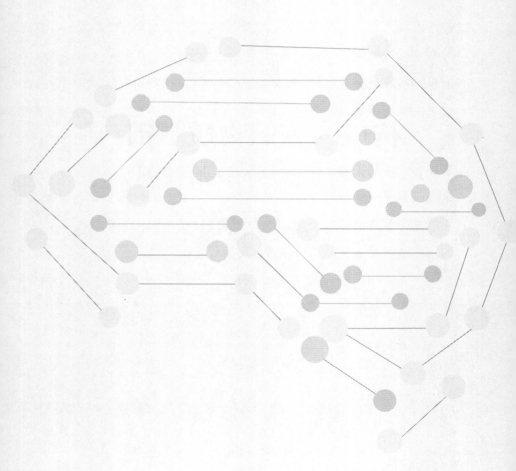

在我的孩子们小的时候，我每晚都会给他们讲睡前故事。这样亲密的互动时光是无与伦比的。现如今，我们早已过了浮躁而美好的青春期，正是日日面对生活中的问题和各种利益冲突的时候，而那些旧时光会让所有人觉得仅仅坐在家里的沙发上交谈、休息或是思考未来都无比轻松，这就是过去的经历带给人的影响。有时候我会自己编一些故事，有时候我会讲一些现成的故事或从中获取灵感。接下来，我向大家讲一个故事，这个故事是我上网的时候看到的（后来我重新搜索了一下这个故事但是找不到了），但是我认为很有可能这个版本已经被其中一个读者大改特改过了。大家看了整本书就会知道，这个故事许多方面都与"弯曲大脑"的过程有关系。

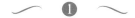

据说很久以前，在石器时代，一个部落的长老们聚集在

篝火旁，准备商量一件大事。几个月之前，一个充满冒险精神并不断探索新领地的旅行者向他们展示了一种来自远方的发明。据他所说，这种被称为"长矛"的东西将会永远改变他们的生活方式，甚至改变历史。当时他们还只会使用和制作手斧。这种手斧是一块经过切割打制的石头，是人们使用起来十分顺手的工具。手斧是一个伟大的发明，因为人们不仅可以使用手斧肢解动物的尸体以便食用，还可以在没有利爪和尖牙的条件下使用手斧像其他肉食动物一样抓捕猎物。然而，在同样的情况下，长矛比手斧更为实用。长矛同样可以用来猎捕大型猎物，而且能让人们在猎捕时可以处在一个更安全的距离，这样就可以避免使用手斧时与动物近距离接触的危险。因此，使用长矛更为顺手、安全和有效。在当时的环境下，这个发明带来的希望与喜悦使人们大为震动。

但这次讨论的重点并不在于是开始使用长矛还是继续只使用手斧，人们在开始使用长矛这方面并无疑问。部落的长老们想要讨论的是关于他们后代的教育问题。那时候后代的教育要比如今更具集体性。现在他们已经了解了长矛的奥秘，那还有必要继续花费大量时间教他们的后代制作沉重又粗糙的手斧吗？把所有精力都放在制作长矛上不就更好吗？

长矛的尖端更为精细，它的制作需要比之前制作手斧时更精细准确的打制，即花同样的力气但要求更精准。不仅如此，还需要在一根足够长且直的棍子上刻一个凹槽，并用植物纤维将石尖系在上面，同时还要确保别把自己的手指也一起系上去了，这实在不是件容易的事情。（正如读者所想，在故事开头，我很乐于跟我的孩子们解释石器时代的人如何生活，解释他们如何制作手斧、捕猎、引燃篝火，如何打磨长棍或打制石块等，这个故事中的年轻人或许能让我的孩子们有一点认同感。）

一些长老认为如果完全弃用手斧，他们就可以专注于使用长矛。部落里的大多数年轻人也是这么想的，他们都对那些"新科技"充满热情。然而，还有一些人认为最好把所有时间都放在手斧上，因为长矛仅仅是一个时髦玩意儿。剩余的人认为最好从手斧入手，因为制作拥有石尖的长矛也需要学习处理这种十分坚硬的材料，而通过制作粗糙的手斧来学习这种技能更简单，可以在熟练制作手斧之后再学习制作更为精细的长矛。部落里持这种意见的人占大多数。最后，经过深思熟虑，大家一致认为最好先继续制作和使用手斧，但是他们会投入一些时间在长矛的制作和使用上。尽管有不同意的声音，整个部落还是实行了这个决定，因为所有人的生存与幸福都取决于他们的后代的教育，他们的大脑所思考出的这个道理，已经以一种特殊的方式反映在他们身上了。

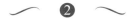

在撰写本书的众多目的之中，有一点我十分肯定——我希望各位能看到这个故事所反映出的诸多我将要阐明的概念：语言、动手能力、教育的作用、个人和集体的学习、社会运转、创造力、动机、乐观主义、喜悦、对新事物的探寻、新科技等。

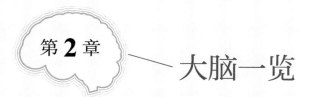

第 2 章　——　大脑一览

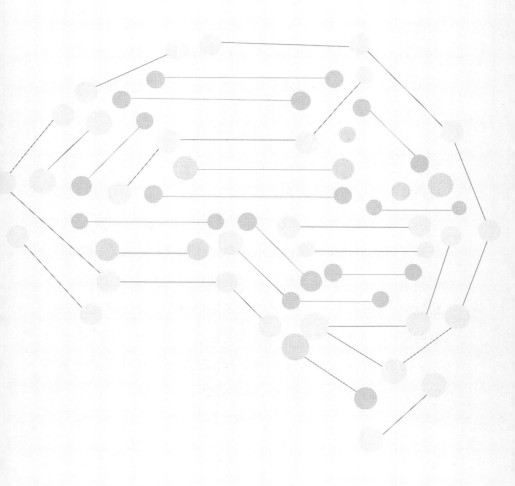

在进入新的知识领域之前，奠定基础非常重要。虽然读者很可能已经对我将要解释的关于大脑的内容有所了解，但是我认为把神经科学的基本原理放在中心位置极为重要。事实上，我将在本书的第二部分中谈到，我们获取的新知识总是存储在和旧知识相连的神经网络上，这些旧知识总是和新知识或其他的概念多多少少有联系。这个事实说明：一方面，如果我们希望新知识可以深深印刻在我们大脑里，就必须提前激活上面提到的神经网络，这样它才能活跃起来及时做出反应来正确地吸收新知识；另一方面，如果旧知识模糊不清，或出现了矛盾，或不完全正确，那么我们后来学习的新知识可能会建立在错误之上，最终我们学习后获取的新知识就有限了。对神经元来说，就算是学习一个错误的概念，也比分析和改正一个概念性错误要简单得多。仅仅靠死记硬背的学习和根据每个人的动机和需要进行的体验式学习并不是一回事。那些负责决策的神经网络不是被破坏就是被加强联系，掌管理性分析和判断的神经网络也是如此。

盲从和生搬硬套与理性相对。人们认为学习与教学的方式比想象中更重要，因为它不仅决定学习活动本身，还决定了我们和后代未来精神生活的方方面面。所以很多人致力于将教育作为他们奋斗的事业。

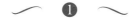

一位教授人体解剖学的大学老师曾经跟我讲述他在学生身上做的一个实验。他的大多数学生从十五六岁起就没有学过跟科学相关的课程了。在开始教授人体解剖学的课程之前，老师让他的学生画出人体消化系统图。跟老师预想的一样，大多数人画的跟实际很接近，但是也有人犯了严重的概念性错误。比如，在胃这里画出了两条输出管道，一条是通过肠道排便的管道（这条是正确的），另一条是排尿管道（这条完全错误，因为尿液是血液通过肾脏的过滤和重吸收作用形成的，所以消化系统中并不存在这条管道）。老师没有让他们上交这次画的图，而是让他们自己保管起来。在他们学习了人体解剖学这个课程之后，老师又让他们画人体消化系统图，并拿这次画的图与他们第一次画的图比较。这一次，重新学习了消化系统的知识之后，第一次画图犯错的大部分学生都画出了正确的图。几年过去，学生们即将毕业，在毕业前夕，老师再次让他们画一张人体消化系统图，并把这次画的图与前两次画的做比较。

这张图跟哪一张图最相似呢？是有严重的概念性错误的第一张，还是重新学习后正确的第二张？大多数情况下，第三张图存在和第一张图相同的错误，尽管在学生学习之后，这些错误曾被短暂地改正过。就像我说过的，对神经元来说，由于神经网络的构成方式，分析和改正错误比学习一个新概念要难得多。接下来就让我们深入探讨一下这个话题。

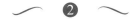

现在，让我们想一下人的颅骨内部有什么。我们会肯定地说出来颅骨内有人的大脑。人脑差不多跟椰子一样大，形状像核桃，有人更喜欢说它像花椰菜，颜色像生肝脏，坚固如冻住的黄油。大脑的平均体积大约为1 200 cm³，重约1.5 kg。一般情况下，男性的大脑体积比女性的还要大

130 cm^3。大脑分为左右两个大脑半球，两半球之间通过一条横行神经纤维束相连，这条横行神经纤维束被称为"胼胝体"，用来支持两半球的协同运转。一般右半球比左半球更大，掌管左半边身体的机能与运动，而左半球则掌管右半边身体的机能与运动。除此之外，相比于右半球，左半球更偏向于计算、交流以及构思和执行复杂计划。这些精神活动同样也更具压迫性、隐匿性和实用性。相反，右半球则负责更为愉悦和感性的精神活动。

有些读者可能已经知道了上述信息。但是很抱歉，我得指出其中的一些错误。首先，每个人大脑的体积都各有差异。一般来说，男性大脑的体积比女性的要大一些，但仍有许多女性大脑的体积大于男性的个例。其次，大脑的功能与大脑的体积大小无关，而与大脑的联系能力有关，这个我接下来会谈到。读者一定注意到了我总是避免提到"质量"这个词，在很多情况下，质量总是与数量大小相关联，暗含一些不必要的歧视因素，所以我用的词是"联系能力"，而不同大脑之间的区别只在于其中的神经联系。

2007年，有人做了一项有关大脑的实验，研究对象是46名22～49岁的成年人。实验发现，至少在这个样本中，男性的大脑体积在9 749～1 4985 cm³之间不等（差别大于500 cm³，占大脑总体积的1/3！）。然而，实验并没有发现这些人的大脑体积与总体智力之间有任何重要联系。另外，关于左右两个大脑半球各自掌管的精神活动，尽管两个大脑半球对某种类型的精神活动各有侧重，但所有的精神活动都有二者的参与。因此，人们通常认为的一半理性，一半感性的说法是错误的。左右两个大脑半球都参与了所有精神活动。但根据不同精神活动，占支配地位的大脑半球也不同。

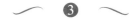

男性大脑与女性大脑也有不同之处。人们发现，胚胎发育时期存在的130多种基因，与成年人体内存在的至少85种基因，根据不同性别，有不同的发挥作用的方式，或许其中一些基因能回答人们一些关于大脑的问题。总之，一般而言，男性大脑与女性大脑天生就有微小的差别。我并不是说男女的大脑有局限性或不同寻常的功能，也不认为性别可以作为评判他人的依据，但在文化层面上，曾发生过这样的事而且这种情况一直存在。

这种基因差异表现在解剖学差异和功能差异上。一般，女性大脑拥有更多的灰质，即包含许多神经元的表层（我马上就会讲到这些神经元和表层）和更强的联系能力。各种心理学研究发现，这种差异使得男性能更快速地做出决定，但是如果拥有足够时间去考虑所有因素，女性做出正确决定的概率更高，因为女性可以同时评估各种因素。同样的原因，一般而言，女童辨识人脸更快，因此，人们认为女孩比男孩更早进行社交活动。另外，总体上，女性大脑的运转效率要高于男性的，且消耗的能量也更少。

谈到大脑具体区域的一些差别，女性大脑在控制语言的区域中最为高效，而男性大脑则在控制空间方向感的区域中效率最为突出。尽管有这些差异，总体的智力差异却与性别无关，而是因人而异。因此，我们需要时刻牢记人与人之间有很大差别，这也是我总用"总体而言""平均来看"以及"一般而言"等类似表达的原因。

至今还未得到完美解释的一个现象是男性在数学和使用地图上表现得更好，而女性可以更顺畅地表达情感和与人交流。一些心理学测试也支持这种说法，但是这并不代表这种差异天生存在，至少造成这种差异的部分原因可能是社会环境。大部分情况下，根据不同性别，社会环境总是会更看重人的某一方面，从而使个人由于社会的潜移默化受到不同方式的促进。归根结底，在"弯曲大脑"方面受到了不同的促进。一些关于小学女生数学能力的研究表明，社会环境因素的影响比我们想象中更大。

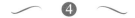

4

人脑由一千多亿神经元构成，正是这些细胞组成了神经系统。我们平均在约一粒粗盐那么大（约1 mm³）的脑组织上能找到一百多万个神经元。如同社会中的个人，每个神经元都具有普遍性，同时它也具有唯一性和独立性。同理，人随时间而改变，神经元也随着它们之间联系的灵活变动而做出适应性改变，以此形成"弯曲大脑"的基础。一个典型的神经元（图2-1）由一个细胞体和突起组成，细胞体含有细胞器和带有遗传物质的细胞核，一些延伸的部分即突起使其可以与其他神经元相连。细胞体的一端是许多较短的延伸部分，它们被称作"树突"，是包含许多分支的树状结构；而

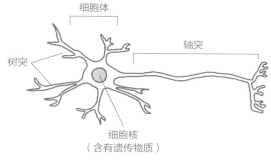

图2-1　典型神经元结构

细胞体的另一端是延伸更长的"轴突"。神经元的轴突与其他神经元的树突相连，因为树突是分支极多的树状结构，所以每个神经元可以和多个神经元相连。经估算，每个神经元可以和大约10 000个神经元建立联系。然而，经计算，每个神经元平均只与其他1 000个神经元之间有联系。这些联系形成了错综复杂的神经网络。

如果我们将大脑的质量和全身的质量相比，一般大脑质量只占全身的2%，但是它却要消耗20%～25%我们吸入的氧气。这是一个很有意义的数据，因为氧气的消耗与消耗能量的细胞新陈代谢活动有直接关系。细胞内，氧气与葡萄糖等其他分子相结合产生能量，细胞便会利用这些能量来满足生理需要。因此，耗氧量表明，除心脏外，大脑是我们身体中最活跃的器官。

然而，不是大脑所有部分都消耗等量的氧气。首先，如果我们将大脑横切开，就会发现外缘比内部的颜色更灰暗，其内部是奶白色的。证明这一点很容易，只需在市场上买一个羊脑，把它冻硬之后从冰箱中拿出来。当外缘部分恢复正常大脑手感时，用菜刀将羊脑从右至左横着切开，就可以看见很明显的颜色差别。灰质（得名于它的颜色）由神经元的细胞体构成，新陈代谢活动主要就在细胞体中进行，而白质则包含神经元之间的联系。因此，尽管灰质只占大脑体积的40%，它却消耗大脑所需氧气的94%。而白质占剩下的60%，只消耗大脑所需氧气总量的6%。

另外，在任何时候，大脑的活跃区域需要消耗比其他区域更多的氧气来支持大脑活动。确切来说，正是这种耗氧量的差异帮助研究者更精准地了解当我们进行某项活动，如走路、下棋、回忆过去、畅想未来、写诗、研究菜谱、主动或被迫学习活动时，大脑的哪个区域处于活跃状态。这项技术被命名为"功能性磁共振成像"（fMRI），尽管它并不是研究大脑活跃区域的唯一方法，但它确实是最有效的一种方法。它的原理很简单。如果大脑的某一区域为了掌管某种身体或精神活动而处于活跃状态，它就需要消耗更多的氧气。如果消耗更多氧气，血液流动就会随之改变以提供支持。由于氧气通过红细胞这种特定的血细胞进行运输，因此大脑这个区域的红细胞数量就会增加。因此，这项技术可以探测到大脑中血液流动的变化，利用铁原子的磁性以完全不入侵身体的方式从体外进行操作。在这个过程中铁原子扮演了怎样的角色呢？在红细胞中，氧气附着在一种叫作血红蛋白的蛋白质上被运输，这种血红蛋白的组成就包含铁元素。神经系统越活跃，耗氧量越高，这个区域内出现的铁就越多。

　　人们在20世纪90年代就开始使用这项技术，但是直到21世纪，这项技术才得到普及和完善。最近十年，这项技术使神经科学领域的研究有了巨大飞跃。在人们拥有这项技术之前，也有其他研究大脑活动的方法，但是这些方法需要在实验对象身上使用染色剂或放射性物质，或直接在大脑不同区域植入电极，来捕捉脑电波，后者需要开颅。可以想象，这些方法的局限性太多了。因此，这些方法的研究样本局限于动物，尤其是老鼠，或类似猕猴和黑猩猩这样的灵长类动物，但它们的认知能力和人类相比差异很大。人们也曾在做开颅手术的人身上实验过，但是这种做法引起了争议，病人本就是因为大脑出问题才去做开颅手术的，一般情况下是为了摘除会影响神经活动的肿瘤。应当声明的是，现代大多数国家都禁止用灵长类动物做实验，因为他们都是有感知能力的物种，理应得到保护和特殊对待。

除了大脑，我们还拥有其他与之相联的中枢神经系统，比如小脑和脑干。这些中枢神经系统包含了进化学意义上的最原始部分，并承担着那些最基本的生理功能，比如呼吸和心跳，或是进食和繁殖冲动。因此，爬行动物的大脑基本上只由这些具有最基本的生理功能的部分组成。哺乳动物的大脑通过进化已经添加了具有其他生理功能的部分。

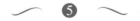

5

下面接着讲组成大脑的细胞。虽说神经元是构成神经系统的基本结构和功能单位，但是大脑并不只有这一种细胞。

除了神经元，人们还在大脑中发现了神经胶质细胞，它的作用在于为神经元维持尽可能好的生存条件。神经胶质细胞为神经元提供支持与保护，使神经元可以在稳定的环境下生存。神经胶质细胞为神经元提供营养与氧气，检测和消灭病原体，并且某些神经胶质细胞可以吞噬死亡的神经元。神经胶质细胞还可以生成一种环绕在轴突旁边的绝缘物质，就像电线用塑料套包裹铜线一样，这种物质可以加快神经元之间的信息传递，避免和其他神经元的连接短路。最新研究发现，神经胶质细胞还能增强大脑可塑性与其终生的重建能力。

大脑拥有的神经胶质细胞数量比神经元数量多得多，至少是神经元数量的10倍。但是这些细胞并没有均匀分布。这里我就要提到"大脑皮层"，即大脑最外层。这个区域掌管着人类最复杂和最典型的精神活动，比如语言、创造、理性、逻辑、决策和共情。大脑皮层中存在着160亿个神经元，它含有神经胶质细胞更多，有600亿个。这个差异使人们错认为自己最多只开发利用了10%的大脑，这绝对是谣言，需要澄清。我们运用的是整个大脑，每个细胞都在它被需要的时候发挥作用，神经网络也会根据相应的任务发挥作用。因此，整个大脑并不是一直处于活跃状态。使整个大脑保持活跃状态所需的能量是不可想象的，大脑也不可能同时掌管所有相应的精神活动。每个区域都有自己的活跃时间。这种10%的说法被那些轻易相信它的人自然而然传开了。人们一般认为这种10%的说法由于爱因斯坦的聪明大脑而出现，但实际上这种说法在19世纪末就出现了，那时人们还不了解大脑中大多数细胞的功能。

然而，有趣的是，掌管我们最复杂精神活动的大脑皮层不仅拥有数量比神经元还多的神经胶质细胞，它拥有的神经胶质细胞总量还在整个大脑中占比最大。由于大脑皮层中的神经元需要许多神经胶质细胞来支持它们的活动，这确切表明了大脑皮层中神经元的重要性。不仅如此，大脑皮层还是大脑区域中神经可塑性，即建立和重建神经联系能力最突出的一个区域，这点我接下来会谈到。就像我之前提到的，神经胶质细胞会产生增强神经可塑性的物质。经计算，大脑皮层上约160亿个神经元竟然正好建立了约50万亿条神经联系！

6

　　结束这次探索大脑之旅之前还剩下一个问题。大脑的作用是什么？这个问题很简单，但是它的答案包含了本书阐述的一个重要方面。人们常说，大脑的作用在于对身体的其他器官进行集中管理，从而使人们面对环境变化做出迅速而协调的反应。这种定义完全正确。比如，当我们看到食物或仅仅想到快到午饭时间时，在我们进食之前，我们的口腔开始分泌唾液，胃就已经开始分泌消化液了（迅速反应）。如果我们在午夜走在大街上看见一个黑影，我们就会心跳加速，肌肉紧绷，时刻准备逃跑（协调反应：肌肉紧绷便于逃跑，心率加快为肌肉提供氧气和能量）。

　　除此之外，大脑还有一个广泛意义上的作用，即帮助我们为了最基本的生存来适应环境的变化。学习、创造力、情绪和共情能力都是我们对环境的适应及生存策略，这些都来源于大脑活动。然而，在密林中的小村落出生长大和在大城市出生长大是两码事。生活在相对安静和舒适的环境中与生活在充斥着暴力的环境中也不同（无论是家庭、社会还是军事冲突引起的暴力）。

不同情况下的生存策略是不同的。虽然并不绝对，但它们确实存在些许差别。大脑通过改变脑细胞间的神经联系使其本身适应环境，从而使我们的行为适应各种环境。说回来，大脑的奥秘还是在于它的"可塑性"。

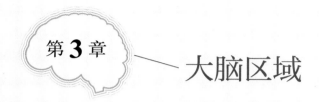

第 3 章

大脑区域

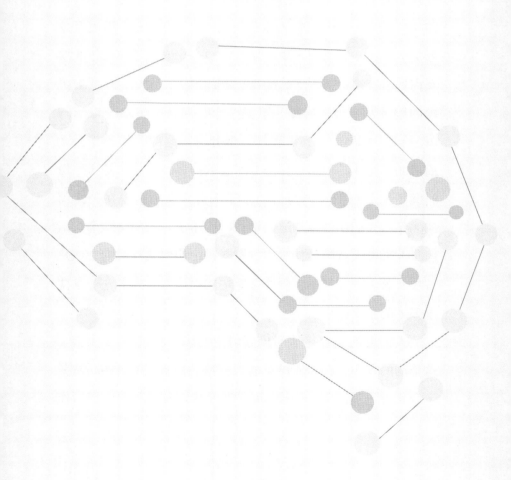

第一份给大脑明确命名的纸质资料是《艾德温·史密斯纸草文稿》，该著作的名字也是为了纪念这位发现者。这部著作长约5 m（因损毁只剩下4.68 m），宽33 cm，用埃及象形文字写成。艾德温·史密斯（1822—1906）于1862年在埃及卢克索获得这部著作，60年后即1922年，这部著作才被美国的埃及学专家詹姆斯·亨利·布雷斯特德（James Henry Breasted，1865—1935）翻译。据分析，这部著作约于公元前1700年写成，但是著作中的所有数据都表明它是基于一份时间更为久远的资料写成的，那份资料大约出现在公元前3000年。人们还并不知道是谁首次使用了"大脑"这个词，但是大部分人认为最初版本的资料是由印何阗写成的，他是古埃及著名的大祭司、阶梯金字塔的设计者和法老左赛尔博学多才的私人医生。

人们可能更容易从西班牙语中明确"cerebro"（大脑）这个词的来源，在印欧语系的大多数语种中这个词的写法都十分相似：英语写作*cerebrum*，西班牙语和加利西亚语写作

cerebro，加泰罗尼亚语写作cervell，法语写作cerveau，葡萄牙语写作cérebro等。它由两个部分组成，印欧语系的词根"ker-"，指"头部上端"，以及词缀"-brum"，意为"携带"。也就是说，大脑就是"头部上端携带的东西"。这么说就更简单有逻辑了，不是吗？

1

人们很久以前就开始研究大脑了。上文提到的《艾德温·史密斯纸草文稿》于美国纽约医学院展出，其中记载了一些开放性颅脑损伤的处理方法。比如，在耳朵上涂抹牛奶以及伤口的消毒和包扎，这些方法确实都很有效。然而，或许在古代，关于大脑最有名的一句话出自古希腊医生希波克拉底（公元前460—公元前377）的著作《神圣病论》："人们应该知道，快乐、愉悦、欢笑、闲适、遗憾、痛苦、沮丧和悲伤都仅仅来源于大脑。"很可能从史前时期，从旧石器时代起人们就懂得了这个道理。因为人们发现了一些带有痕迹的头骨，这些痕迹明显表明死者生前曾接受过颅骨穿孔手术并存活了下来。人们认为头部受到重创后，这个手术可以降低因颅内充血升高的颅内压。我的目的并不在于梳理历史上人们对大脑研究的进程，我相信读者也并不太关心这个，但是我确实想强调大脑研究在那个时代的重要性以及那些方法的错误之处。这些错误对如今仍存有影响，例如颅相学。

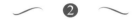

颅相学于19世纪初由德国医生弗朗兹·约瑟夫·加尔（1758—1828）创立。他认为大脑就像是由各具不同精神功能的区域拼成的镶嵌艺术，每一区域的发育好坏都反映在外观可见的颅骨形状上。于是，他认为采取一定方法对颅骨各处凸起进行细心观察，就可以得出任何一个人的智力和精神特征。他将大脑划分为27个具体区域，每个区域都对应不同的精神功能，其中19个区域是动物和人类共有的（例如生殖本能、对单词和人脸的记忆能力、虚荣心、满足等），8个区域是人类特有的（例如判断力、对抽象事物的感知、友善等）。例如，如果有个人是惯犯，加尔就认为他眉骨后那片掌管占有欲的区域十分发达。如果一位母亲遗弃了自己的孩子，他就会说她颅脑后方没有明显凸起，而这一区域掌管着人的繁殖本能和母性。

颅相学的错误之处在于，颅骨的形状并不能反映大脑的构成或发育程度。事实上，一项关于加尔医生研究方法的分析显示，他的观察结果是偶然事件。因为只有观察结果满足他的预期，他才欣然接受。如果观察结果与他的预期不符，他就找尽借口否认。然而，他有一点确实说对了，大脑确实分为不同的功能区域，但是不是像他说的那样。比如，我们发现大脑有丘脑、下丘脑、海马体和杏仁核这些不同区域等。其中丘脑和下丘脑负责管理和接收感官信息，海马体负责管理记忆，杏仁核负责管理情绪。大脑皮层的作用也很突出，它是大脑最外层，上面的褶皱使大脑看起来像个核桃或花椰菜。

人们在19世纪以前一直认为大脑皮层，正如其名，仅仅只是大脑的一层表皮，但从它的大小和活动来看，它其实是我们与其他哺乳动物区别最大的区域。大脑皮层上有掌管语言、逻辑、能动性、感性活动、创造、理性、共情和决策等复杂精神活动的特殊区域。然而，需要强调的是，它们大部分只按照不同的精神功能相互区分，而非按照类似颅骨形状一样的解剖学特征相互区分。我在接下来的章节中还会继续讲到这些区域，并通过适当的内容进行解释，我不会用那些对非专业人士而言枯燥难懂的专业术语折磨读者。

3

　　或许有读者一直存有疑问，现在大脑各区域掌管不同精神活动的说法和颅相学所提出的观点之间有什么不同呢？它们之间存在根本性区别（图3-1）。首先，两者的研究方法就有明显区别。加尔为了方便，通过随意观察来得到颅骨外观的解剖学数据，而如今的神经科学通过大量分析人们在进行类似吃饭、看电影、打牌，或与他人对视等日常活动时的行为模式，以及分析人们受到大脑损伤后精神活动受到的影响，来研究大脑不同区域与我们的精神活动之间如何相互关联。其次，颅相学认为，大脑的每一区域都可以由颅骨形状来判定而不是由每一区域的精神活动判定，并且区域之间互不影响，每一区域只掌管某种具体的精神活动。而现代医学认为，不能通过颅骨形状区分大脑各区域，也不能直接从外部观察到大脑各区域掌管何种精神活动，但是大脑各区域之

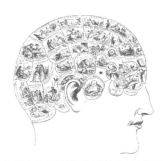

加尔提出的颅相学所划分的不同大脑区域

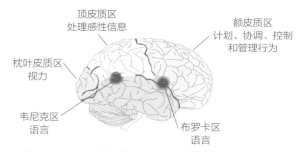

顶皮质区
处理感性信息

额皮质区
计划、协调、控制
和管理行为

枕叶皮质区
视力

韦尼克区
语言

布罗卡区
语言

根据现代大脑功能区域划分，大脑皮层的主要区域

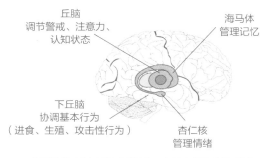

丘脑
调节警戒、注意力、
认知状态

海马体
管理记忆

下丘脑
协调基本行为
（进食、生殖、攻击性行为）

杏仁核
管理情绪

根据现代大脑功能区域划分，大脑内部的主要区域

图3-1　颅相学大脑区域和现代医学大脑区域
（图片来源：《大众百科全书》，1883）

间并不是相互独立的，而是协同合作的。

换言之，我们的精神特点并不单独取决于大脑中的某一区域，而是取决于各区域之间建立的动态交互，取决于它们之间的联系。这里我又提到了"联系"这个词。例如，大脑皮层上掌管语言的区域（即布罗卡区和韦尼克区）经常和掌管记忆（海马体）、情绪（杏仁核）和创造力（前额叶皮层）的区域相互联系。同理，掌管情绪的杏仁核会对其他和语言无关的方面做出反应，比如看见一张吓人的脸或面对自己孩子的时候杏仁核会有所反应。

另外，如果大脑中某一区域遭受重创，尤其是大脑皮层上的区域，其他区域可以替代受损区域实现其功能，至少可以替代受损区域实现一部分功能。许多记录表明，遭遇事故后，很多人因为大脑某些区域受到损伤而暂时失去语言能力，然而，这些人的语言能力随着时间会慢慢恢复，至少能恢复一部分。这并不是因为大脑受损区域痊愈或再生了，而是因为大脑的其他区域，尤其是与受损区域相邻的区域，通过建立新的联系替代受损区域实现其功能。当然，这段时间内遭遇的人必然经历了艰苦的精神活动训练。这样的事情也发生在一些画家身上。比如美国画家李·克拉斯纳（1908—

1984）和查克·克洛斯（1940—至今），他们半边身体因为中风瘫痪，大脑运动皮层的神经元遭受的不可逆影响使他们丧失了作画的能力，但他们利用之前存在于大脑语言区的神经回路，恢复了作画那只手的运动能力并继续进行创作。上述例子中，这种神经回路再利用的原理很简单：在中风之前，他们可以同时说话和作画。在经历了恢复作画那只手运动能力的艰苦训练后，他们恢复了作画那只手的运动能力，但在作画的时候就无法组织语言，反之亦然。因为对他们来说，作画和说话利用的是相同的神经回路，而显然颅相学的观点却并不这么认为。

　　在医学文献中有一个典型病例——费尼斯·盖吉（1823—1861），他是19世纪的一名铁路工人。当时盖吉是铁路工程的一名爆破工，他的工作就是在石头上钻孔，然后把炸药塞入圆筒形的洞眼。1848年9月13日，他用铁棒将炸药推进洞眼时发生了爆炸。那根长110 cm，直径3 cm，重6 kg的铁棒带着巨大的推力贯穿了他的颅骨和大脑，在落地之前还飞出了好几十米。爆炸带来的高温立刻灼烧了他的伤口，这也使他捡回了一条命。事故发生两个月之后，他出院了，但是尽管他恢复了生理上的健康，他的性格却发生了改变。他变得十分冲动、易怒、不耐烦、反社会，这导致他丢了工作，家庭也破裂了。1994年，为了精准地知道到底大脑的哪个区域受到了影响，人们挖出了他的遗体用作研究。具体来讲，铁棒贯穿了位于前额叶的一个区域，我们如今知道那是掌管行为的区域。这就解释了他行为和性格的变化。但是这个病例最有趣的地方是由澳大利亚墨尔本大学一位叫作马尔科姆·麦美伦的心理学家通过详尽的后续跟进发现的，盖吉就是他的病人。据麦美伦记录，盖吉随着时间推移恢复了很大一部分社交能力。大脑的受损区域已然不可能再生，仅仅靠着其他区域，尤其是与受损区域相邻的区域，通过重新训练建立新的神经联系，替代受损区域部分实现其功能。

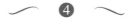

换言之，大脑并非处于静止状态，大脑运转恰恰是基于其活跃状态和相互联系。本质上，这与人类社会的运转相似。每个人在社会中都有自己的位置，但是如果与社会之间没有任何交流，个人就不会起到任何社会作用。多亏了社会成员间活跃互补的相互作用，社会才得以维持运转并不断变化。然而，如同我在序言中谈到的，还原论常认为大脑的某一区域控制某种活动，但却没有指出它与其他许多区域协同合作的事实，它们共同对环境做出反应，从而相互影响，相互作用。

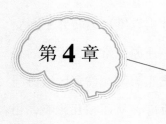

第 4 章

神经元的语言：
电流、神经递质、
基因和"推特"

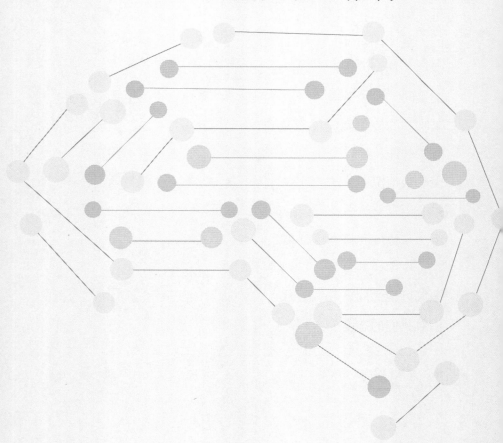

　　无论读者是一口气读完前面的章节，还是一部分一部分慢慢读，在这段时间内他很有可能通过交谈、眼神或用手机在whatsapp[1]和推特[2]上收发信息等方式和其他人进行了交流。至少，我可以肯定在阅读过程中，读者手边肯定有某种通信工具，以防有电话打进来或没有及时看到重要信息。毫无疑问，我们最常用的传递信息方式是语言，但语言肯定不是唯一的传递信息方式。我们的动作和表情，甚至是我们的体味都能传递着与我们身心状况、欲望及意图有关的信息。大多数情况下，所有这些传递信息方式，无论是语言交流还是非语言交流，都对他人产生了某种影响，从而使他人改变行为来适应我们，反过来我们也会适应别人。我相信，我们在工作中遇到总是拉长脸没什么朋友的同事或主管，和遇见和蔼可亲的同事或主管时所做出的反应是不同的；反之，他们对我们的态度也会不同。

---

[1]　一款受欢迎的跨平台应用程序。

[2]　指 Twitter，是一家美国社交网络及博客服务网站。

1

信息传递在人类社会中十分重要，它的主要特点就在于其活跃性和相互联系的能力。我们大脑中有1 000多亿个神经元，在前面曾提到过，每一个神经元可以和其他1 000个神经元建立联系。当然，也不是所有神经元都会建立这么多联系，但是可以肯定的是，一个没有建立联系的神经元在大脑中不起任何作用，如果这种细胞真的存在，它会被立刻清除。因此，信息传递在人类社会中必不可少，神经系统中神经元间的联系也是如此。然而，神经元的语言和我们的语言不同，它跟推特很相似。推特是一种可以让用户发送或接收信息的服务，每条信息长度在140个字符以内。同样，神经元的"推特"也只能传递有限的信息，但是通过建立大量可同时运转的联系，它掌管的信息数量和多样性十分惊人。用计算机术语来讲，人脑容量约为2.5 PB，1 PB等于1 024 TB。例如，美国图书馆中储存的所有学术资料总量大约为2 PB，比一个人脑的容量还少。而这还仅仅只是静态内存，因为大脑的天赋不在于它的记忆能力，而在于它不同寻常的活跃性和极强的适应能力。

再回到推特的话题。我们想要发送一条信息时，首先要做的就是想清楚我们想向谁传递什么信息。发送的信息可长可短（最多不超过140个字符），可简单可复杂（比如"我到了"或者"我正在阅读一本关于塑造大脑的书并且想向你们所有人推荐这本书，因为它讲到了大脑是不断变化的"），我们可以发送信息给所有人，或者只发送给有限的几个人。如此，一个人可以和推特的一个或许多用户相连。出于好奇，人们计算出全世界每天会发送约1亿3 000万条推特信息。这数字挺大了，不是吗？可如果我们将它和大脑的能力相比，这个数字就没那么惊人了。

当我们在推特上编辑好一条信息按下发送键，我们的手机会通过集成电路将它转化为一段电磁波。这段电磁波通过中继天线传送到接收信息的目标设备上，即发送给信息接收者。如果接收者没有收到信息，比如那时他没有联网，这条信息就被存入"云"中。有人可能不知道云是什么，它是一种利用多个在线服务器存储虚拟数据的系统。目标设备一接收到电磁波立即将其转化为信息，屏幕上就会显示出信息内容。这时候，接收者可以选择忽略它，或者根据信息内容改变自己的行动，甚至可以将信息转发到其他群里。

神经元的"推特"是如何运行的？它传递的是哪种类型的信息呢？接下来将要谈到神经元如何相连，以及电流、传递信息的分子和基因。大家无需担心，尽管这部分内容包含了许多专业知识，但它的原理其实很简单。当然，如果我们想知道具体细节，事情就会变得更复杂，因为我们的精神活动极其复杂并且充满悖论和明显的矛盾，不过我们无需知道这些。

我在第2章中讲到，一个神经元的轴突和其他神经元的树突相连，神经的信息传导方向一直是这样的，即信息由神经元的轴突传递到其他神经元的树突（图4-1），永远不会反向传递。如果一个神经元的树突接收到某种信息并想将它传递给下一个神经元，首先它需要将信息传递到它自身的轴突，然后再由轴突传递给其他神经元的树突，如此循环往复。两个神经元之间的连接处叫作"突触"，但是神经元之间并不直接相连。在信息的发送终端（神经元的轴突末端）和接收终端（后一神经元的树突）形成的突触中总存在一定间隙。

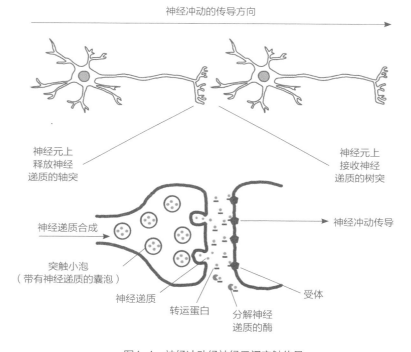

神经冲动的传导方向

神经元上
释放神经
递质的轴突

神经元上
接收神经
递质的树突

神经递质合成

神经冲动传导

突触小泡
（带有神经递质的囊泡）

神经递质

转运蛋白

分解神经
递质的酶

受体

图4-1　神经冲动经神经元间突触传导

　　当一个神经元发出一条信息，或者说处于活跃状态时，它就可以产生一种可在其轴突上传递几毫秒的微弱电流。这种电流来源于由某种蛋白质掌管的离子运输，比如带有正电荷的钙离子的运输。当电流到达轴突末端时，它还有一个大问题要解决：它还无法传递到目标神经元，因为两个神经元之间还有一段电流无法穿越的间隙。这与我们发送信息有点类似。我们编辑好信息，然后我们的手机通过集成电路对其进行加工，但是信息在传送到目标设备之前需要转化为可通过两者物理空间的电磁波。

再说回神经元，此时轴突末端会释放出一些叫作"神经递质"的化学分子，它们就相当于手机用于发送和接收信息的电磁波。这些神经递质就聚集在轴突末端的一些囊泡里，等待着电流的刺激将它们释放出来。大部分神经递质并不是蛋白质，但是某些酶参与了它们的合成，而这些酶是可以催化合成神经递质的化学反应的蛋白质。神经递质是神经元之间信息传递的载体，它从轴突末端处被释放，通过突触间隙，被下一个神经元的树突接收。

然而，神经递质并不能在突触间隙中自由穿梭。它们有可能分散开来而找不到下一个神经元的树突上的受体。因此它们需要结合某些转运蛋白，从而被定向运输到受体处。在上文推特的例子中，这些转运蛋白就相当于将电磁波引导至接收设备的中继天线。有读者可能会问，为什么我总是强调这个过程中的哪些分子是蛋白质，哪些又不是。很简单，所有蛋白质的合成都严格遵循基因的表达，因此，提起蛋白质就意味着存在遗传控制。我马上就会说到这个话题，但在这之前，让我先结束有关神经元之间信息传递的内容。

神经递质一接触到目标神经元，目标神经元就会通过一些功能类似我们手机接收天线的物质（即受体）与它结合。这些受体是某些特殊的蛋白质，它们与各种神经递质之间是一一对应的关系。神经递质与其受体结合，就激活了一个从细胞膜到细胞核（破译信息的地方），向神经元内部传递信息的系统，遗传学上，这个系统被称为"信号转导系统"。推特的例子中，这就相当于将原始信息内容重新显示在屏幕上。需要强调的是，神经递质从未进入目标神经元中，它停留在目标神经元外，位于突触间隙处。就像推特信息一旦被接收，就会从云中被删除一样，这些神经递质也会被某些酶分解而消失。

最终，一旦信息被接收，就可能会出现各种情况。比如，信息被目标神经元忽略；信息会改变神经元的活动，就像我们在收到一条立刻对我们产生影响的推特信息时会做出改变；也有可能将上述过程再重复一遍，把信息传递给下一个神经元，类似转发推特信息。另外，这些情况既可以发生在由部分神经元构成的简单神经回路中，也可以发生在由大部分神经元构成的神经网络中，就像推特中的分组转发信息一样。本质上，这就是我们大脑中的神经联系从简单的路径到极其复杂、分支众多的网络的形成过程。因此，神经网络是由多个神经元之间的相互联系而构成的，其中一个神经元受到刺激，就可以传递到其他所有神经元。

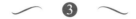 ❸

基于神经系统的运转方式，人们发明了一种可以监测单个神经元的技术，这种技术还可以实时观察单一神经元如何向其他神经元传递信息，以及这些神经元如何将信息继续传递（图4-2）。目前这还是一项很不成熟的技术，比我在第2章中提到的功能性磁共振成像技术出现得还晚，但是它向我们提供的有关大脑运转方式的研究结果确实很惊人。这项技术被称为"光遗传学技术"，简单而言，它建立在一些活跃状态下可发出荧光的分子基础上。通常情况下，该技术是用荧光物质来标记在神经信息传递过程中起作用的分子，尤其是那些可产生电流的分子，这些分子处于活跃状态时会发出

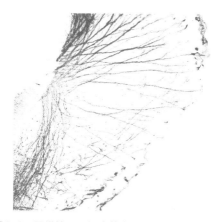

图4-2 显微镜下一组由荧光物质标记的老鼠胚胎神经元

每条线都是一个轴突，右方显示的明显的点为神经元细胞体。这组神经元属于胚胎大脑上一片叫作"端脑"的区域。在胚胎阶段它将形成大脑皮层等其他大脑结构。荧光原色为绿色。

能被一种特殊显微镜捕捉到的荧光，这种特殊显微镜叫作荧光显微镜。

　　由光遗传学技术还演变出了另一项令人惊奇的技术，它可以实现逆向过程。这项技术同样以用荧光物质标记相关分子为基础，但是这种分子只有在我们用某种光照射时才会活跃起来。受到光照之后，荧光物质激活了信息传递过程中的相关分子，继而激活神经信息的传递。换言之，我们可以通过光遗传学技术的演变技术以实验、精准和可控的方式激活神经回路。我们可以在大脑中发出一串信息并研究最终结果，即它如何影响行为的某一方面。显然，我们不能在人身上做实验，但是我们还拥有其他实验对象，比如老鼠。虽然它们不具有类似创造这种人类特有的精神活动，我们也可以通过它们来考察情绪反应等其他哺乳动物共有的方面，甚至是一些有关学习活动的方面。比如，通过光遗传学技术对老鼠大脑中"蓝斑核"（参与唤醒警戒，调节对焦虑与压力刺激的反应）区域的功能进行抑制，老鼠的认知灵活性和注意力就会降低。而认知灵活性是一种面对同样问题时转变思想，从而得出各种选择可能性的能力。多令人惊讶啊，不是吗？

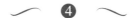

现在请看一组数据。在前文中我曾提到一个神经元每次被激活的状态只持续几毫秒，也就是说一个正常活跃状态下的神经元每天可以发送上百万条信息。如果我们将这个值乘以我们大脑中神经元的总数量，即乘以1 000多亿，我们就会发现大脑中神经元的"社会联系"总量远远超过了人类社会，这还是在排除了大脑所有神经元时时处于活跃状态的情况下。各位认为全世界每天发送一亿三千万条推特信息很多吗？一般情况下，我们大脑中的信息传递量已经远远超出这个数据。

除此之外，神经信息传递还有许多其他方面值得强调。首先就是基因的重要作用。我曾简略谈及那些合成神经递质的酶、在突触中转运神经递质的蛋白质、当神经递质到达目标神经元后与神经递质结合的受体、在神经递质结束任务后分解它们的酶、当信息到达目标神经元时破译它的系统，甚至谈到了可以产生电流并使其流经轴突的结构。以上提及的所有分子都属于蛋白质，而所有蛋白质，无一例外，都来自基因表达。再说到折纸，基因组成了这张"纸"的一部分，我们以此为基础来构建我们的大脑，这是我们"塑造"大脑必需的基础材料。

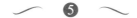

基因是生物遗传信息的集合，大多数情况下，它的作用在于精准表达合成蛋白质。简言之，我们每个人都有一组基

因：一半来自母亲，另一半来自父亲。同理，当我们有了自己的孩子时，我们会把自己的一半基因遗传给孩子，孩子的另一半基因则来自我们的伴侣。我们无法掌控给孩子遗传哪一半基因，因为这具有偶然性。

我们所有人都拥有人类特有的基因，但是这些基因也会展现出各种各样的差异。比如，所有人都有一种可以决定自己血型的基因，但这个基因的各种差异——遗传学术语中称为"等位基因"，使我们的血型可能是O型、A型、B型或AB型。同理，我们都有决定肤色、发色、瞳孔颜色、脸型、身高等的基因。但是各种基因差异使我们拥有了与他人不同的外貌。那些参与神经联系的基因也是如此，通过发送独特的"推特"进行交流的方式展现出它们的不同之处。这一切都意味着什么呢？意味着我们每个人，每个独特的大脑，先天就拥有不同的遗传配置，这影响着大脑的运转方式。就像用三角形的纸不能折出用方形纸才能折出的形状；用大纸也不能折出用小纸才能折出的形状；光滑的纸和粗糙的纸折叠效果不同；密度大小不同的纸折叠效果也不同。我们折叠的难易程度、次数以及保留折纸作品的难易程度都取决于各种与纸张本身特点相关的因素。然而读者需要注意的是，我清楚地表达了基因只是"影响"而并不是"决定"了大脑的运转方式，比如上述血型的例子。如果基因决定一切的话，那么"塑造大脑"就没有任何理由存在了。在接下来的章节里读者将看到一些具体的研究实例。

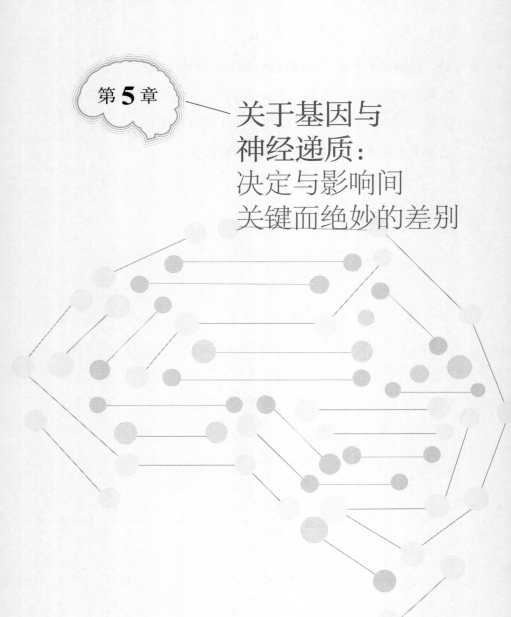

第 5 章

关于基因与
神经递质：
决定与影响间
关键而绝妙的差别

　　毫无疑问，我们最复杂的传递信息方式就是语言，我们可以不休不止地说上几个小时。语言给我们提供了很多便利，比如让我们根据说明修理轮胎或者表达内心深处的情感。有时我们会清楚详尽地表达，有时则会隐晦地表达。然而在所有情况下，我们都利用同一种方式来组织我们的想法：连词成句，继而成段，如此形成复杂程度渐长的篇章。语言交流不仅仅限于单音节词。不过，有人认为，神经信息传递确实是通过单一的方式实现的，即分为受到电流刺激或未受到电流刺激两种情况，就像计算机程序中的"0"和"1"。一个神经元内的信息传递就是按这样的方式有效进行的。但是从神经网络的角度看，它们之间的信息传递则如同现实生活中的信息传递一样包含各种因素。首先，任何交流过程中都有分子参与，比如神经递质、酶、转运蛋白、受体等。另外，神经递质各种各样，每一种神经递质都专门传递特定的信息。最终，神经网络之间的交流也取决于由哪些神经元接收信息，以及做出何种反应。用推特的例子来说，就像一条明星八卦传到我们朋友耳朵里和传到八卦记者那里，意义肯定不同。影响力当然不可同日而语（虽然这些记者早晚都会知道），这就像大脑作为整体运行一样。我再来聊聊基因和神经递质，以及它们对神经交流和精神生活的影响。读者将看到它们如何影响人们的智力和创造力，更重要的是我要讨论"决定"与"影响"两者之间关键而绝妙的差别。

❶

首先，来看看一个与神经递质有直接关系的研究，研究主体是神经递质——单胺氧化酶A（MAO-A）基因。遗传学家总是喜欢给基因起些奇怪的名字。事实上，单胺氧化酶A有一个更长且表述更准确的名字，即"单胺氧化酶基因A"，它解释了这种基因表达合成的酶的功能，并且表明还有其他类似的基因，因为这一种只是基因A。这种基因可以表达合成一种酶，这种酶参与了血清素这种神经递质的代谢活动。其他基因还参与了少部分类似多巴胺、肾上腺素和去甲肾上腺素等其他神经递质的合成过程。我马上就要谈到了。目前，血清素通常被称为"幽默神经激素"是因为它参与了许多能振奋人心的活动，可以帮助人们抵抗抑郁、痛苦、焦虑和冲动。说到冲动，人们发现了好几种单胺氧化酶A的基因决定或影响着人的冲动行为。如果其中一种基因变体出现活跃性过低的情况，人就会变得更冲动，在面对威胁时就会做出更冲动的行为。但是也不要仅从表面就这么认为，这个例子还有更丰富的内容，我再来仔细分析它。

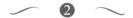

　　首先，如上文所述，人的每种基因都有其对应的等位基因。以单胺氧化酶A基因为例，有可能它及其等位基因的活跃性都很高或很低，或者一高一低。如果我们只考虑两种基因变体，情况就是这样，但事实上，还有许多会对此或其他行为方面造成不同影响的基因变体存在。由于各种基因变体的作用，我们的行为也会明显受到各种影响。但是除此之外还依然存在很多影响因素，因为单胺氧化酶A仅仅是参与血清素这种神经递质作用机制的众多基因之一。同样还有其他基因能够表达合成受体、转运蛋白、其他酶等，它们共同影响着人们最终的行为表现。除此之外，任何一种复杂的行为都有各种神经递质参与其中，例如多巴胺、肾上腺素、去甲肾上腺素等，而每一种神经递质又涉及许多基因和各种基因变体，所以又增加了更多的变化。总之，所有基因都是从父母那遗传的。那么除了遗传因素，环境因素有影响吗？当然有，而且环境因素很关键。

　　继续说单胺氧化酶A。来想象一下这种基因最极端的两种变异，一种最活跃，一种最不活跃。我解释得简单点（实验一般都很复杂），人们发现，一般情况下，那些拥有两组这种高活跃性基因变体的人总是比较平和，而拥有两组低活跃性基因变体的人总是表现得冲动。这个读者已经知道了。但是，那些拥有活跃性一高一低的两组基因变体的人呢？在这种情况下，冲动表现很大程度上就取决于环境：如果生活在压力大的环境下，他们就会冲动；如果环境轻松，他们就会平和。不仅如此，人们发现成年人的行为也同样取决于童年环境和各种基因变体的共同作用，而并不仅仅只由当下的环境决定。如果一个人拥有高活跃性基因变体，童年环境对他的影响就比对那些拥有低活跃性基因变体的人要小。从中我们又总结出重要一点：环境和教育同样很重要。这就相当于折纸的另一部分，有纸张还不够，最终结果还取决于我们的折叠方式。这个道理同样适用于大脑。在我们拥有的基因的基础上，大脑的塑造还取决于环境。这也就是说，大脑塑造的最终结果很大程度上也取决于环境。读者将在本书的第二部分中看到，环境对神经网络的形成以及基因表达有着决定性影响。

决定和影响（或者说取决于）之间存在很大差别。影响血型（A型、B型、O型或AB型）的基因并不决定人具体会拥有哪种血型。参与大脑构建和实现功能的基因能够影响最终结果，但是并不会决定最后的结果。就像纸张影响我们能折出东西的范围，但并不决定我们最终折出什么东西。我们最终得到的作品取决于我们的折叠方式和自身的折叠能力。"决定"与"影响"之间的差异基于一种叫作"遗传力"的遗传学概念。遗传力是遗传物质决定的任何表现型特征的变异比例（尽管人们如今还没有完全了解这些遗传物质）。

例如，受单胺氧化酶A基因影响的冲动型性格，它的遗传力为44%，这意味着人与人之间冲动性的差异，44%归因于他们的遗传差异（即折纸用的纸），剩下的则归因于环境（即折叠方式）。再举一些其他例子，共情能力的遗传力为47%；亲社会行为的遗传力为55%；育儿热情的遗传力为38%；政治态度的遗传力为42%。

现在来谈谈智力与创造力。这两个方面给我们提供了新的思考且人们在教育层面对这两方面也有很多讨论。首先来说智力，人们已经发现了40多种影响智力商数（即智商）的基因。其中大部分基因都与神经递质相关（不是全部），这是因为不看其他因素，智力取决于神经传递的效率、效果和速度。这些方面同样与神经元建立联系的能力有关，学习也取决于此。除此以外，智力与创造力也与胚胎和胎儿发育阶段神经元的存活和大脑的形成等有关。尽管如此，成年人智商的遗传力也大约为70%～80%。遗传力竟有这么高！

不过，或许这些智商上的差别也没有看起来那么重要。因为在正常范围内，尽管智商差异很大，大脑的功能都能使我们在社会中正常生活与发展，这也是大脑最基本的功能。大脑的功能取决于基因，而最终智商差异的很大一部分（不是全部，我们不该再自我欺骗说什么基因决定一切了）取决于环境对大脑构建和功能的影响。另外，以上所有结论其实都来自量化智力的测试。许多测试都在量化数学逻辑、语言、创造力和空间能力。但是一个人的综合智力不仅是这些，严格来讲，我说的不是所谓的"多元智能"。我并不是很喜欢这个概念，因为最终我们的大脑是个整体。但我敢肯定，精准量化（不仅仅是估计）组成一个人最终智能表现的各个独特的方面绝不是件容易的事。

不知道读者有没有注意到，当我提到遗传力时，我特意强调了"成年人"。那未成年人呢？未成年人智商的遗传力只有45%。未成年人智商的遗传力和成年人不同意味着什么呢？难道基因发生了改变吗？这不可能。注意，遗传力是一个比例，这意味着基因占比和环境占比之间是相互影响的。

如果环境占比增加了，为了最后的结果加起来仍是100%，基因占比就相对减少。换言之，未成年人比大人更容易受环境影响，这一点在智商上表现得也很明显。这是件好事，不是吗？因为这一点说明童年时期更容易受教育影响，这一时期大脑更易学习并吸收知识。这也是影响"大脑塑造"的一个重要时期。在下一章探讨大脑的发育时我会深入这一话题。

创造力是当今教育领域重视的方面，人们也发现了影响创造力的几种基因。这意味着有些人天生就比他人更富创造力。在本书的第二部分，我将详细说一下创造力。目前我只能说存在一些影响创造力的基因，包括数字、形象、语言、艺术等创造力。创造力的遗传力于2014年首次被计算出来，为43%～67%，取决于个人是否更偏向艺术性创造力或科学性创造力，或两者兼得。

就像影响智力的基因一样，尽管不是全部，但大多跟神经递质有关。结束这一章之前，我觉得是时候简要谈谈神经递质和它们的主要功能了，通过谈论神经元间经突触相互交流的过程，我将与上文呼应来结束这一章的话题。

❺

　　人脑中主要的神经递质有多巴胺、血清素、乙酰胆碱、去甲肾上腺素、谷氨酸、脑啡肽和内啡肽。多巴胺调节大脑的紧张反应强度，对身体的生理活动十分关键。它同样对认知和各种行为方面有重要影响，例如动机、成就感、睡眠、幽默感、注意力和学习活动等。

　　血清素是一种保持人身心健康的神经化学物质，调节人的心情和焦虑的状态。它与乐观情绪有关并影响神经的联系，催产素也同样参与了这一过程。血清素还调节性欲，参与感知与认知功能，在管理痛苦、焦虑、恐惧和冲动方面与多巴胺和去甲肾上腺素等其他神经递质合作。事实上，抗抑郁药百忧解的作用就是提高血清素的活跃性。

　　乙酰胆碱是神经系统中常见的神经递质，因为它就像神经末梢和肌肉之间的桥梁，让身体动起来。神经通过乙酰胆碱刺激肌肉运动。乙酰胆碱参与与意识、学习、记忆、注意力、愉悦和成就感等方面相关的大脑活动。去甲肾上腺素可以促进生理和心理反应水平的增长和大脑兴奋状态。它参与压力调节并作用于杏仁核，杏仁核是掌管情绪和下意识战斗或逃跑反应的中枢。它也与大脑的愉悦中枢有关。

谷氨酸是大脑中最重要的兴奋性神经递质。它的活动对神经联系的建立十分重要，而神经联系又是记忆和学习的基础。内啡肽和脑啡肽是缓解痛感、减少神经紧张、利于镇静的天然鸦片。我可以继续长篇大论地谈论大脑的结构和功能（事实上，我也参与编纂了两本关于认识神经科学和生物心理学的学术书籍，其中一本就有1 000多页这个话题的相关内容，另一本也有800多页这个话题的相关内容），但是我认为上述介绍对本书的主题已经足够。重要的是人们能意识到大脑依据其生理结构和合成的化学分子掌管并调节着人们所有的精神活动。我已经谈论过大脑的一些区域和合成的化学分子。不是所有神经元都可以产生神经递质，也不是所有神经递质都对大脑的各种中枢产生作用。读者无须担忧那些我提到的名词或讨论的功能。我会在必要时再提到它们，来说明它们参与的是哪种精神活动。重要的是看到整体，希望读者不要迷失在细节中。

6

　　在这一章和前文中，我将神经信息传递和语言交流进行了比较。就像语言交流不仅限于单音节词，而是连词成句，继而成段，最后形成复杂程度渐长的篇章一样，任何神经信息传递的效果也取决于参与其中的神经递质（即单词），神经递质激活某些神经网络（即句子），继而大脑的不同区域产生联系（即段落），这些大脑的不同区域又时时刻刻与环境相互作用（形成复杂程度渐长的篇章）。

　　神经传递信息的具体内容取决于处于活跃状态的神经网络和时刻处于动态交互状态的各个大脑中枢，当然，也取决于参与其中的神经递质以及整个过程中与环境的联系。这是一个既复杂又高效的系统，它可以产生无数具有我们个人特点的反应与行为，适用于各种具体情况。最近，人们也发现突触传递信息的效率与效果会根据其活跃性和用处增加或减少。因此，身体或精神活动的持续训练有利于提高我们在这一领域的能力。这种突触可塑性，像其名称一样，有助于对大脑整体的功能进行优化，让我们的行为更适应环境。大家得铭记大脑最主要的功能就是让我们更加适应环境，提高生存概率。我敢肯定读者已经知道反复进行的身体或精神活动的训练会重塑突触，提高信息传递效率。诸位知道人们把这个称作什么吗？它就叫作"经验"，神经网络决定了"经验"。正如人们常说的，经验的作用是不可替代的。

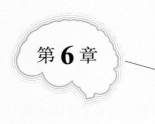

第 **6** 章

从胚胎到成人:
大脑的构建过程

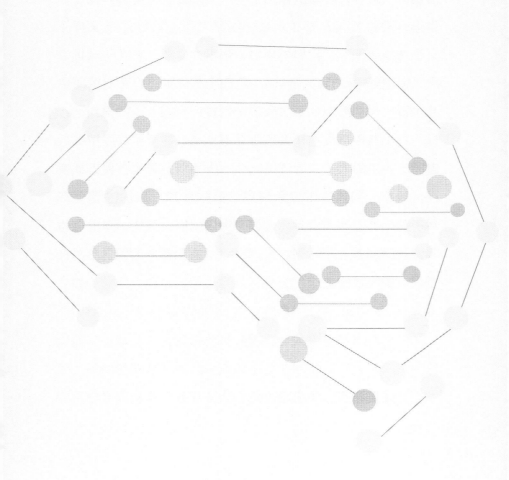

跟人脑最相像的是黑猩猩的大脑。现在，我们先抛开前面章节的内容，可以试着用纸折一只猩猩。然而折猩猩比折只小鸟要难多了，要是不精通折纸艺术，最好还是从折一只小鸟开始练习。我们先拿出一张正方形纸，长宽各对折一次，标记好两道折痕。然后，将四个角中的三个角向纸的中心对折，再把第四个角向后折。接着……好了，就说到这。折一只小鸟或是其他什么东西都不算难，甚至还可以用纸折出同比大小的人脑，读者可以在书店和网上寻找各种折纸教程。现在，我认为跟大家讲讲大脑构建和发展的过程更有利于继续推进本书内容。大脑的构建过程也是从一张平整的"纸"开始的，只不过这张"纸"由细胞组成，渐渐才拥有了一个三维结构。

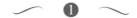

　　神经系统的形成开始于卵子受精后第十八天。这时的神

经系统还不能被称为大脑，甚至连一小撮神经元都算不上。此时这群细胞还只是胚胎最外一层的胚层，因此专业术语将其命名为"外胚层"（图6-1）。接下来，严格按照基因上的遗传信息，细胞被唤醒，这些细胞开始分化。它们变成多边形细胞，略微拉长，细胞之间更加紧凑。皮肤和大脑都来源于外胚层还是挺奇妙的，但是这样就很容易明白皮肤从外部保护我们的身体，而大脑则凭借自身的活动和极强的适应能力从内部保护我们的道理。但这并不是严格意义上的科学解释，而是一种较为诗意的表达。读者将在第8章中看

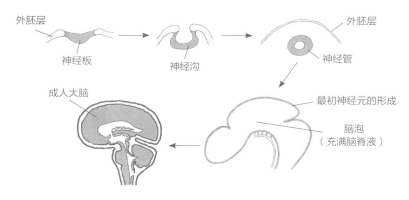

灰色部分代表它们逐渐形成的细胞组织

图6-1　胚胎中一组细胞形成大脑的过程

到，除了都来源于外胚层之外，大脑和皮肤还有许多共同之处。具体来说，大脑皮层，即大脑最外一层，掌管着我们复杂精神生活的地方，竟然和指纹的形成经历了一些同样的过程。

卵子受精三周之后，就形成了"神经板"，这一组细胞最终会随着时间渐渐形成中枢神经系统（包括大脑和脊髓）。不久之后，神经板开始向内折叠形成浅沟，这个浅沟就叫作"神经沟"。渐渐地，沟继续凹陷，两边相互靠近连接，沟回闭合就形成了脱离外胚层的管道，这样的管道被称为"神经管"。然后，神经管最前端就像一个气球一样开始膨胀，但是形成的球状体里没有气体，而有一种被称为"胚胎脑脊液"的液体。形成的球状体就叫"脑泡"，这些脑泡最终会形成大脑。那些还保持圆柱状的神经管就会逐渐形成脊髓。我很喜欢谈论那些充满脑泡的脑脊液，因为我多年来一直致力于研究脑脊液。详细来说，我的研究团队和其他来自欧洲、美洲和澳洲的专家团队一直在分析脑脊液的形成与和大脑构建、大脑不同区域及神经元层相关的液体成分之间的关系。我们已经发表了许多相关的学术文章，这令我感到十分满意。脑脊液的成分在发育过程中以及成年期内一直在不断改变，但是脑脊液一直没有消失，始终存在于脑泡中。胚胎发育之初脑脊液就已经存在于周围了，在脑室内外都有。成年人的脑脊液存在于脊髓中的一条细管内。我喜欢将脑脊液和它所在之处比作孕育了古代文明的两河流域，两河即幼发拉底河与底格里斯河。这个比喻很有趣，我忍不住要分享给读者。

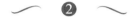

早期伟大的文明的发源地都在水边，尤其是在河岸或相对平静的海岸。这样一来，居民可以直接在居住地获取食物。但是，建立一个文明最重要的是拥有一个完善的运输货物和传递信息的系统，这对保持凝聚力必不可少。正在发育的大脑或已发育完全的大脑也是如此。脑脊液为浸泡其中的细胞提供营养物质，收集并清理细胞的代谢产物，传递信息以协调细胞正常的生命活动。因此，脑脊液成分变化与大脑不同区域的构建以及区域间的联系有关，这些变化都反映在行为上。不过，目前这还属于一个新的研究领域。

　　脑泡一形成，受胚胎本身某些调节中枢的影响，在脑脊液某些分子的驱动下，或是在自身基因的影响下，一些细胞开始分化。不过这时分化后的细胞还并不是我之前所提到的神经元，而是所谓的"神经祖细胞"。神经祖细胞还需要进一步分化，才能形成具有高度分化细胞形态和生理特征的神经元。渐渐地，这些充满脑脊液的脑泡缩小了，是因为一些重叠的神经元层填充进去，神经元之间渐渐开始建立了突触联系。之后的一段时期内细胞的分裂和分化速度很快，每分钟可以产生250 000个神经元。大脑也渐渐有了形状。到了胚胎发育第25周，由生存所需的主要神经联系构成的基本的神经框架已经成形。在这一阶段也形成了大脑皮层，即大脑最外层，大脑皮层掌管着我们最复杂和最重要的精神活动，比如创造、语言、决策等。大脑皮层由6层重叠的神经元层组成，而这些神经元层是从发生区向皮层上层迁移而来的。脑脊液在这个迁移过程中起到了重要作用。

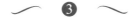

3

　　胎儿大脑整个发育阶段开始于妊娠第三个月，结束于倒数第三个月，此时，如果胎儿早产，不借助太多医疗技术的帮助，也能活下来。当然，这不代表那些为早产做的医疗准备没有多大用处。在第27周左右，大脑表层面积增加，但是仍旧平整光滑。这时大脑还不是典型的核桃或花椰菜的形状。神经元数量持续增长，树突和轴突不断产生，树突和轴突之间的突触联系也在持续增加。而这些神经联系也开始试验它们的功能。这时就出现了胎动，我们可以时不时地从母亲的肚皮上观察到胎儿的手、脚、肘部和膝盖的动作，胎儿在胞衣和子宫内顽皮运动会形成一些小隆起，有时候懒洋洋的，有时候动得又比较剧烈。另外，尽管此时胎儿的听力还未发育成熟，胎儿也可以捕捉到一些声音。大脑中接收和翻译声音信息的区域也没有发育成熟，但这并不会阻碍胎儿对声音做出相应反应。大约在第19周，胎儿就可以捕捉到中频音，之后，能听到声音频率的范围逐渐扩大也会做出相应反应。起先可以对低音做出反应，之后可以对高音做出反应。尽管胎儿还不能听到或辨别所有音调与和音，他们也一样可以感受到来自外界的音乐、人声等声音。胎儿也开始通过运动对这些声音做出反应，比如一听到声音就停止正在进行的运动，或是做出表示喜欢或讨厌的面部表情。

慢慢建立起来的神经联系塑造着胎儿的大脑。起先，大脑为了能最终保留住那些建立重要联系的神经元，产生的神经元和神经联系多于其所需的数量。约在妊娠第28周，多余的神经元开始死亡，没用的神经联系也开始消失。这个细胞死亡的过程使那些有用的神经联系得以保留，细胞死亡的数量在胎儿出生前四周达到顶峰。与此同时也会出现"突触修剪"（它就是这么命名的），即在不损伤神经元的条件下清除没用的神经联系。

4

大脑发育过程在很大程度上是由我们的基因直接控制的。许多科学项目，研究了有哪些基因参与了大脑的形成以及它们各自的功能，其中有些科学项目还正在进行。人们已经发现，我们基因组中约有20 500个基因，这20 500个基因中就有8 000多个参与了大脑的形成与发育。人类基因组是人类特有的。这是否表明大脑的发育是由我们的基因决定的？基因确实决定了一部分，但是如之前章节中所说的，大部分情况下基因只是对大脑发育产生一定影响。当然也确实存在一些由基因决定的过程，比如神经板的形成；细胞形态的改变；神经板逐渐闭合形成神经管；神经管前端膨胀；神经祖细胞渐渐分化成神经元；神经元逐渐形成组成大脑皮层的6层神经元层等过程。

　　少了这些过程，就不可能形成大脑这个复杂的器官。我们用来塑造大脑的这张"纸"就是在这些过程中形成的。大脑的哪些区域可以建立联系，哪些区域又不用建立联系，同样也取决于基因。例如，大脑皮层上控制躯体各部分运动的区域，称为"运动皮层"，应该与脊髓相连来传输大脑指令，没有其他选择。同样，控制心率的区域也应该与心脏相连，视觉皮层应与眼睛相连等。然而，确切来说，整个神经系统中哪两个具体的神经元会建立联系，哪些又不会建立联系，有一部分取决于环境和偶然事件，以及这个偶然事件建立的那些联系本身发挥的功能。关于这一点我不会再展开说明，因为这是塑造大脑的关键，是大脑持续构建和重建的能力，甚至是自主构建能力的关键。我将用第9章全部篇幅和其他章节来解释建立神经联系的问题。

　　在继续这个话题之前，请允许我再介绍一些关于基因的事情。就像我说过的，大脑构建、发育和成熟的某些过程取决于我们的基因，而剩下的只是受基因影响。我曾说，尽管我们每个人拥有相同的基因，但每个人都有不同的基因变体，遗传信息的小改动会反映在形态和生理的差异上，比如血型、肤色、发色及瞳孔颜色。同样的事情也发生在大脑的构建过程中。因为每个人有不同的基因变体，所以每个人一开始的神经基础就有略微差异，这些最终影响了心智和大脑功能。举个科学文献中最常见的例子。参与胎儿大脑构建过程的一种基因叫作"脑源性神经营养因子"（brain-derived neurotrophic factor，BDNF），它的基本功能包括促进神经元存活，提高神经可塑性，以及促进神经祖细胞分化为成熟的神经元。

脑源性神经营养因子有许多基因变体，在遗传学术语中被称为等位基因。具体来说，人们发现，相对于带有其他等位基因的人来说，有些人基因序列中包含至少一组这种1号等位基因拥有更大的顶叶皮质。大脑顶叶皮质区域主要负责感知触觉、冷热感觉、压觉和痛觉以及保持平衡。它同样也管理部分语言能力和数学计算能力。和大脑其他区域一样，顶叶皮质区域也和自省能力相关。这意味着那些拥有1号等位基因的人在这些方面比其他人好吗？确实，他们天生在这些方面有优势，如同有些纸张的形状、大小、密度和柔软度出色，更有利于折叠一样。但是，大脑的功能也取决于许多其他过程，比如影响神经可塑性以及影响以环境（尤其是学习和经验）为基础建立或重建联系的过程。因此基因只是影响最终结果，不可能决定最终结果。

　　人出生时，大脑重约350 g；1岁时，大脑重约700 g；2岁时，大脑重约900 g。出生之后，大脑继续生长发育，逐渐成熟。在童年和青春期，大脑经历了重要的变化，更多体现在现有神经元联系的建立上，而不是神经元数量的增加。神经元就像春天种下的小树苗。青春期结束，神经元差不多都成熟了，但是彼此间依然还在建立联系，就像小树苗生长一样，同时继续受环境影响。如果春天气候条件不错，也就是说，如果家庭、社会和教育环境良好，小树就会有更多枝叶，于青年时期茂盛成长，并由此进入成年阶段。

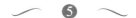

　　现在我想简要谈一谈大脑从人出生至青春期这段时间如何一步步发育成熟，但在这之前，我必须说明几点。首先，

最重要的一点是每个大脑都有各自的成熟时间，但我接下来说的只是大概的情况。例如，如果我说大脑的某种能力在3岁时发育成熟，那么肯定有人发育得早一点或晚一点，这都在正常范围。只有那些发育明显滞后和发育不完善的情况才可能是不正常的。这里我也用了"可能"，因为即使在这些例子中，也存有不确定的因素。

其次，我们需要注意到大脑各区域发育有时差，也就是说，控制不同心智能力的大脑区域发育成熟的时间都各不相同。比如，人出生之后，首先发育成熟的是那些与适应环境的基础能力相关的区域，即与感觉（触觉、味觉、嗅觉、视觉、听觉）和运动相关的区域。

总之，大脑发育是一个周期性过程而非线性过程。因此，我们常看到一些年轻人在很长一段时间内并没有展现出任何心智能力的变化，而突然间他们就觉醒了，像打开新世界的大门一样。我说过，大脑发育是周期性过程而非线性过程，有时候进步小，有时候有巨大飞跃。这就意味着，心智能力发展有关键时期，或多或少也有敏感期。环境对大脑发育的影响程度也有关键时期和敏感期。以童年为例，我敢肯定每个人都对童年的某件事有深刻印象，这件事能存在我们的记忆中是因为它给我们的大脑造成了深远的影响，很可能已经影响了我们某方面的精神活动。如果这件事发生早一点或晚一点，我们还能记住吗？换言之，它还能给我们造成一样深的影响吗？很有可能不会。或许我们不会记得这件事，或许这件事会给我们造成更深的影响。这就是关键时期这几个字的意思。大脑似乎早就决定好了，在这些关键时期，如果发生了点什么，大脑就要记住一点东西。每个人的关键时期不一样。因为每个人大脑发育和成熟的方式不同，外界环境对大脑的影响也不一样，所以每个人的关键时期不同。

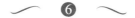

　　从广义上来说，自出生起，大脑发育可大致分为三个时期：0～3岁，4～11岁，青春期。在第一个时期，即0～3岁，大脑皮层的各个邻近区域间的神经联系大量建立，使大脑学习和吸收外界知识的能力大大增强，所有人都具有这种能力。在这一时期，无论是从气候、饮食等生理层面，还是从社交关系、语言、原始情绪等社会层面来看，大脑中的精神活动都与生存环境相适应。这表明个人后天的行为很大程度上取决于童年的经历，尽管从未有人意识到这件事。在这一时期，大脑皮层和掌管记忆的区域——海马体（位于大脑深处，得名于其形状）之间还没有建立联系。因此，人类3岁之前没有清晰的记忆。

有研究显示，童年时期家庭和社会环境的紧张气氛、压力和冲突给人留下的烙印会使人成年之后更加冲动，这些人调节压力的能力更差，不如那些童年时期生活在相对稳定和舒适环境中的人。因此，虽然人类3岁以前没有清晰的记忆，但是0～3岁是个关键阶段，影响着成年以后的生活。准父母们和社会尤其应该注意这一点，因为生命最初几年所处的环境会对孩子的未来产生很大的影响，也会对社会造成影响。

第二个时期为4～11岁，这一时期的特点在于相距较远的大脑区域之间以及大脑皮层和皮层下方的区域（比如之前提到的海马体）之间在建立神经联系。这一时期对人的学习能力有深刻影响，用教育术语来说是"基本能力"。和许多国家一样，西班牙的教育法规定基本能力应包括沟通能力、语言与视听能力、艺术与文化能力、信息和数字处理能力、数学能力、学习能力、个人发展能力、自主和个人主动性、运用知识的能力、社会和公民能力。4～11岁是在校学习的重要时期，人在这一时期也能够越来越自觉地适应社会环境和情绪环境。在6～9岁之间，参与自我感知和意识过程的神经联系开始在被称为"后扣带皮层"的大脑区域中建立。后扣带皮层参与了产生情绪和处理与行为、学习和记忆相关的基本数据的过程。与语言等精神活动相关的顶叶皮层逐渐发育成熟了，对这个过程有促进作用。

　　第三个时期恰好是青春期。值得一提的是，只有人类的青春期大脑会继续发育。虽然青春期持续的时间和对个人及社会的影响很大程度上取决于每个人所处的文化环境，但是它都与人类不同寻常的创造力直接相关。其他灵长类动物都是由幼年期直接进入亚成体时期，并不会经历青春期。在青春期，神经激素快速发展，人们经历了性成熟，繁殖本能也逐渐觉醒。大脑中相距甚远的区域也开始在这一时期建立神经联系，我们对社会、伦理和道德的适应能力逐渐成熟，掌管奖励和回报行为的区域也渐渐发育成熟。人们开始进行一些需要付出努力但不会立刻有回报的活动，这在童年期是不会出现的。因此，人们正是在这一时期开始了中学阶段的学习，逐渐有了未来专业的方向。这种延后补偿的能力在青春期结束一段时间之后就不再继续发展了，大约会持续到34岁。因此，一般青少年相对成年人而言更缺乏耐心。人们的运动能力和掌管学习的大脑区域也在这一时期发育成熟，尤其是前额叶皮层，它掌管人脑最复杂的功能，如理性、逻辑、执行能力、注意力、动机以及与社会环境相关的情绪化行为。我将在本书的第二部分谈到这些方面，因为它们都与大脑构建和重建神经联系的能力，即塑造大脑的过程有直接关系。

接下来继续谈谈青春期。这一阶段许多新的神经联系的建立同样也与强烈的好奇心和对拥有新经历的渴望有关，它们共同召唤人们去探寻新事物。人们也开始拥有批判精神，与此同时掌管理性与逻辑的大脑区域也在不断发育，再加上对经历新事物的渴望，这一切都使青少年试图打破现有的界限。确切来说，创造力包括打破思维模式的能力，但这并不代表不应该给青少年设限。他们需要拥有界限以便打破界限，这也是他们自身发展和成熟的必经之路。过于宽松或严格的界限都不利于青少年的大脑发育，大脑通过调节不断形成的神经联系实现发育的过程。以上所有都导致了行为的不稳定性，这种不稳定性反映在许多新的方面，包括许多情绪化的行为和性行为。这一时期神经激素和行为方面的发展促使青少年看见、观察、参与和经历各种事情，从而使他们建立自己的社会关系并找到自己在社会中的位置，参与到建设未来社会的过程中去。

8

或许有人认为，青春期结束后，大脑就会停止发育。事实上正相反。大脑在我们的一生中一直在持续不断地变化。否则，青春期结束后，我们就无法获取新知识了，我们都明白这是不可能的事情。那么就出现了一个有趣的悖论：我们每个人都拥有这种持续性的感觉，认为至少从拥有记忆开始，一直以来我们自己都是同一个人，但是从其内部程序和与环境持续不断且不可避免的相互作用来看，我们的大脑从未停止过发育，我们的精神活动也随之不断变化。因此，我们对世界、自我以及其他一切事物的认知也随时间和不断积累的经验而渐渐改变。

但是，我们是如何走到这一步的呢？或许那些关于大脑进化的研究可以给我们提供一些可寻的线索。

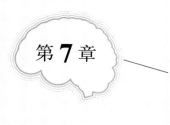

第 7 章

从灵长类
动物到人类：
大脑进化的起源

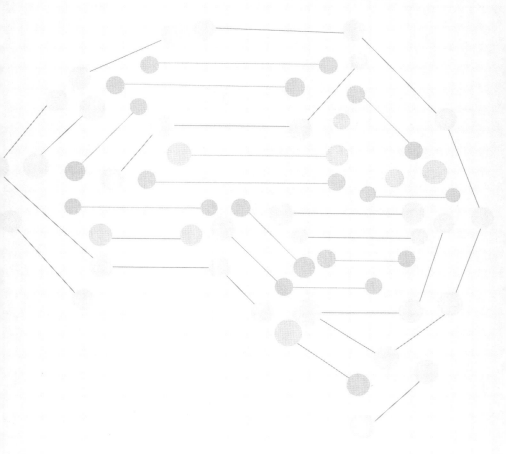

　　1968年，斯坦利·库布里克制作并执导了影片《2001太空漫游》，这部作品可以称得上是我看过的最棒的科幻片。1977年我第一次观看这部电影，它给我留下了深刻印象。那时我正处于青春期，这一时期大脑的发育促使我们拥有强烈的好奇心并渴望经历新鲜的事情，这有助于培养批判精神。毫不夸张地讲，我那时把这部电影看了十几遍，还读了好几遍亚瑟·查理斯·克拉克写的原版小说。这部电影里的许多场景都给我留下了深刻的印象，其中有一个场景非常适合放在这里来讲：一个叫"观月者"的原始人从类人猿变成了人类，开启了人类的时代。电影中这个场景只有几秒钟，书中用了十几页来呈现，而现实中，这一过程历经了几百万年。无论如何，克拉克在书中描写了原始人如何在已有的神经回路的基础上重建神经联系，如何逐渐通过新的身体运动和首次运用工具来测试新神经联系是否有效。换言之，这本书向我们讲述了神经的可塑性和环境对神经联系的影响。出于一些象征性的目的，小说和电影里都出现了一块黑石板，从猿变成人的过程中，这块黑石板都起到了重要的作用。但是我们并不需要用黑石板或者其他不科学的方式来理解这个过程。当然，除非那块黑石板象征着自然发生的随机突变或者自然选择。

❶

从进化的角度讲，没有器官是凭空形成的。所有器官都由原先存在的有机体变化而来。这些变化都源自遗传物质的随机突变和适应性突变。这意味着这些变化具有偶然性，并非按需产生。在特定环境中，某些突变相对而言益处更大，因此拥有这样突变基因的有机体可以更好地存活下来，留下更多后代。这些突变基因也是遗传物质，所以存活下来的后代会继续将突变基因遗传下去。这就叫作自然选择。

人们常说"人是由猴子变成的"，这么说完全不对。从社会学角度来看，进化的主体不是"个人"，而是"人类"。"人类"作为一个整体共同进化。而从生物学角度来看，如今的猴子和我们拥有共同的祖先，人类通过进化逐渐跟猴子区分开来。我为什么要给大家讲这些呢？因为如果我们想分析人脑的进化，就得拿现代人的大脑与祖先的大脑作比较，来看看大脑到底发生了什么变化。但是这几乎是不可能完成的任务，因为我们只有祖先的化石和骸骨，没有活生生的大脑。我说了这是"几乎不可能"的事情，因为这不是绝对不可能，我们可以从这些遗留的颅骨推断祖先的大脑是什么样的。我们可以将不同年龄层的颅骨作比较，当然，这不是我第3章讲过的颅相学这种伪科学。我们还可以通过祖先遗留的工具分析他们的技术能力，将之前的技术能力与现在作比较，以及比较这个发展过程中所包含的精神活动。我们也可以将我们的大脑与黑猩猩的大脑作比较，黑猩猩可以算作是我们如今进化道路上的近亲。不过我们都清楚，无论是我们的大脑还是黑猩猩的大脑都与我们共同的祖先的大脑有所不同。无论如何我们都能用上述各种方法获得很有意义的数据。

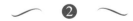

为了讲得简单点（进化是整本书的主题，在这里三言两语说不完），我将具体介绍两个相关方面：语言和工具制作。查尔斯·达尔文，自然选择的生物进化论之父，曾在他

的著作《人类起源》（1871）中写道，"失去语言的帮助，无论是有声的语言还是无声的语言，一系列复杂的思想就不可能形成。"语言对理解我们的精神活动十分重要。所有动物之间一定程度上都保有基本的、出于本能的交流，交流在大脑占身体比例更大的动物中显得非常复杂，尤其是那些灵长类动物。一项有趣的研究表明，这种情况也出现在虎鲸和海豚中，它们也拥有联系紧密的社会生活。但在此我不会谈论到它们，因为它们在进化方面不属于我们的近亲。

黑猩猩通过手势与喉音交流，这种语言包括150多个词语，准确来说，是150多个有具体含义的手势和喉音。实验证明，通过一定的学习，黑猩猩能掌握1 000多种聋哑人手语表达方法。比如，黑猩猩很早就会发出不同的声音，分别指代"甜"和"苦"，甚至会发出指代不同危险的声音。当它们听见代表"危险，有蛇"的声音时，所有黑猩猩都会看向地面，雌性黑猩猩会把幼崽抱在怀中。当听见代表"危险，有猛禽"的声音时，所有黑猩猩都会看向天空，雌性黑猩猩会把幼崽藏在腿间。当听见代表"危险，猫科动物"的声音时，它们就会踮起脚越过草丛看向平原，雌性黑猩猩会把幼崽藏在身后。

然而，与人类不同，黑猩猩不会连续发声，即一般一次只发一种声音，最多一次发两种声音，例如，将表示"鸟"和"水"的声音连在一起发出，用来代指鸭子，但黑猩猩无法用词造句。还有一点很重要，只有还未进入青春期的黑猩猩才能够学习这种符号语言。一旦进入青春期，黑猩猩的学习能力就会急剧下降，甚至失去学习能力。然而，我们人类除了拥有极其复杂的语言外，还拥有终生学习新事物的能力。未进入青春期的黑猩猩和成年黑猩猩之间有什么区别呢？黑猩猩和我们人类之间又有什么区别呢？我们两个物种之间的基因差异很小，低于4%。但这不是数字大小的问题。人类和黑猩猩最主要的区别在于，进入青春期后，黑猩猩的大脑已经不能建立新的联系，尽管它们童年时期确实可以做到这一点。但是人类的大脑终生都可以建立和重建联系。虽说童年或青春期时大脑建立联系相对更活跃，但是建立联系的能力一直都有。就像我曾说的，人脑的奥秘一直在于它建立联系的能力。

2015年的一项研究表明，因为有基因差异，黑猩猩的大脑发育和人脑发育不同，其中一个原因是基因决定的程度不同。基因在猩猩大脑的构建过程中所起到的作用相较于在人脑中大得多。这导致外界环境对黑猩猩大脑的构建过程难有影响。换言之，基因从一开始就限制了黑猩猩的学习能力。

　　某种程度上，可以说人类大脑一直保留了其他灵长类动物只在童年时期表现出的特征。用生物学术语来说，人脑发育跟幼态延续有关。幼态延续是身体、器官或系统的生理发育晚于性发育的现象。最终表现是有机体仍保持全部或部分幼体形态，但已经达到性成熟，即已经拥有繁殖能力。关于幼态延续的例子有不少，比如一种墨西哥的两栖动物——虎斑蝾螈，在变态发育之前就已经性成熟了，还没有拥有成年两栖动物的特有形态就已经可以繁殖后代了。人脑之所以一直保持其可塑性，是因为和其他灵长类动物的大脑发育相比，人类大脑很多方面都还处于幼体阶段。因此我们一生都一直保有好奇心，这种好奇心促使我们拥有新的经历，尤其是在青春期阶段。当这些新经历足够独特新奇，并打破了已有的界限，它们就变得富有创造力。而创造力是科学、文化、社会和技术进步的基础，也是人类语言的基础。人类语言极具创造力，虽然大部分情况下我们总是重复一些固定搭配的语句，但这些固定搭配基于一套有限词汇的无限重组方式，有限的词汇可以用新的方式组合成越来越复杂的语句和文章。

如果我们仔细想想，语言和制作工具其实比表面有更多相似之处。制作任何工具都需要双手精确灵活的运动。我们可以精准地操作一个只有我们指甲盖十分之一大小的螺丝，或者使用镊子将几毫米的纸张折叠成的复杂折纸作品。例如，吉尼斯世界纪录中一位加泰罗尼亚的钟表匠就可以用他修表的镊子将一张$0.36 \times 0.3 \ mm^2$的纸折成一只小鸟。而黑猩猩几乎不能操作比手指更小的东西。因此，那些掌管我们精细活动的神经联系几乎要和那些掌管语言能力的神经联系同等重要。这些神经联系之间相互反馈使我们的脑力活动也越来越复杂。

可是，这一切与大脑进化有什么关系呢？一方面，我们知道人脑发育中各种基因突变日积月累，使大脑的某些区域面积相对而言占比更大，比如我们多次提起的大脑皮层，这片区域掌管人类最复杂和典型的精神活动。黑猩猩的大脑和人类的大脑之间最主要的区别就位于大脑皮层。人们在大脑皮层内不仅发现了影响大脑生长和发育过程的基因突变，更重要的是还发现了大脑本身的可塑性。我们的祖先曾与尼安德特人共同生活了几千年。尼安德特人头骨化石研究结果表明，他们大脑的发育和我们略有不同，尤其是大脑皮层的发育。在某些方面，他们的大脑发育和如今的黑猩猩更相像，这就侧面说明了为什么尼安德特人被晚期智人轻而易举地超越和取代，最终灭绝。在过去，有人认为是尼安德特人和晚期智人之间发生了一场大战，实际并不是这样。晚期智人凭借着大脑的可塑性更好地适应了环境，而尼安德特人无法适应环境，只能渐渐退化直至灭绝。

除此之外，这项研究比较了人类祖先的头骨化石和工具制作，发现了一件有趣的事。目前发现的所有物种（能人、直立人、先驱人、海德堡人、尼安德特人等）都擅长制作和使用某些工具。但是他们从出现到灭绝的整个时期内，在制作工具方面没有任何创新。以尼安德特人为例，目前人们发现的最古老的尼安德特人化石来自250 000年前，而仅仅在30 000年之前，他们才灭绝于伊比利亚半岛南部最后的庇护所中。但这期间他们制作和使用的工具一直没变过。就好像创造力让尼安德特人取得了技术飞跃，然后技术就没有任何提升了，最后另一物种替代了尼安德特人，并制作新一代工具。或者是另一个情况，每当自然选择偏爱某一人类物种时，就会出现非常特别的技术进步，只不过我们智人一直被选择而已。但是事实并非一直如此。

4

早期智人生活在距今20多万年前，基本上和尼安德特人使用的是相同的工具。距今8万～6万年之前，他们依旧在使用这些工具，没有做出重大改动。后来发生了什么呢？简单来说，早期智人颈部的一种生理结构变化使他们能利用嘴巴、舌头和声带发出更多种声音，尤其是他们可以发出短促且音调不同的声音，即所谓的"量子元音"。我来解释一下，这让你发元音"ae"的时候，可以立刻从元音"a"过渡到元音"e"，且不会中断或者混淆这两个元音。颈部的生理结构变化与口腔共同形成一个直角，舌头可以更灵活地活动，放到口腔更靠后的位置。这正是早期智人进化为晚期智人的拐点。现在可以确认尼安德特人那时也具备了说话的能力，但是他们的语言可能就像说唱一样难懂。毫无疑问，这种发音变化让智人语言发展产生了质的飞跃，而随之开始了科技、文化、社会和艺术的创新，我们至今仍在这些方面继续创新。就像本书第1章"过去的故事"中所说的，改变一直在发生，比如新石器时代的革命、文字的出现等。

很有可能那些掌管创造力、语言和精细动作的神经网络或多或少早已存在。由于这些神经网络共同配合，再加上智人有着更大的大脑皮层和终生可塑性，最后各个神经网络彼此之间互相促进，更好发育。这就是我们大脑的生物学基础，就像我们折纸所用的纸张。最后折叠出的作品如何的一部分取决于原始纸张，但很大程度上还是取决于我们的操作能力。不过说实话，我并不擅长折纸，无论纸有多大，我连一只小鸟都折不出来。然而有人就可以用小小的纸片折出各种复杂的物件来，比如动物、人体器官、名胜古迹等。在本书的第二部分，我将谈谈大脑如何在生物学基础上不断发育，以及我们如何利用这个发育过程。

我仅会补充我对主动塑造大脑的理解。对我来说，有意识地调节大脑神经联系主要是希望增强心智能力，帮助增进幸福感和尊严。我们人类不仅可以适应环境，还可以决定为自己和后代创造什么样的生存环境。

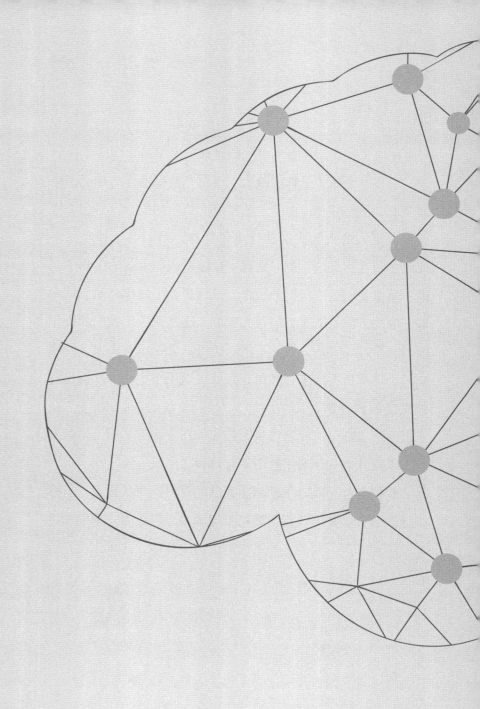

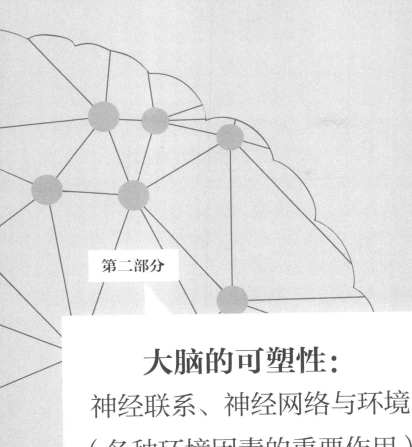

第二部分

大脑的可塑性：
神经联系、神经网络与环境
（各种环境因素的重要作用）

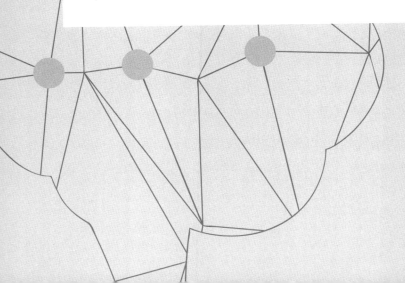

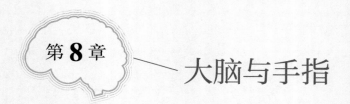

第 **8** 章　大脑与手指

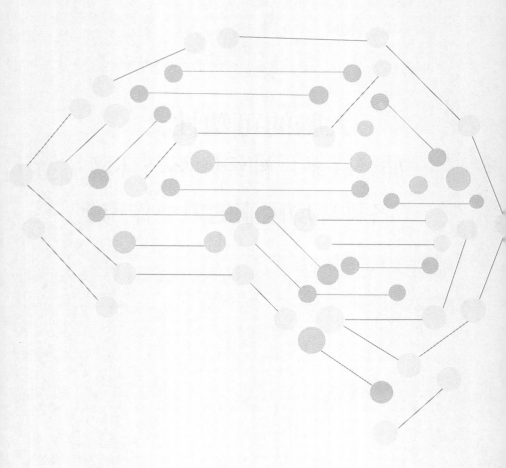

　　既然现在我开始介绍本书的第二部分，或许是时候转移一下读者的注意力了。我一直在谈论关于大脑的内容，研究了构成大脑的细胞及其工作方式，分析了大脑的进化和胚胎起源，还谈论了影响大脑构建过程和功能的基因等。然而，为了使注意力长时间专注于某一方面，有时候需要略微分心，稍作休息，让我们先暂时忘掉关于大脑的内容，把注意力放到指尖和手掌上来。除了心智能力，我们和其他哺乳动物的区别还体现在动手能力上。我们如果仔细观察一下手掌和指腹的皮肤，就能在上面看到一些凹凸的纹路。每个人的指纹和掌纹都不一样，即使是同卵双胞胎也不会有完全相同的纹路。同卵双胞胎在发育初期来自同一个受精卵，受精后一周内分裂为两个胚胎，最终发育成两个独立的个体，尽管他们拥有一模一样的基因。指纹和掌纹就是指腹和手掌皮肤表面的纹路。令人惊讶的是，它们和大脑构建过程有相同之处，但同时两者之间又存在根本性的区别。有人试图从这些纹路中预测未来，甚至有人以看手相为生。但事实上，这些纹路反映的是我们的过去，并且是十分确切具体的过去。大脑也同样反映我们的过去，但是它可以让我们活在当下并展望未来。

❶

皮肤表面（即表皮）上的凹凸形成了指纹和掌纹。我在第6章讲过，表皮和大脑都来源于胚胎。大脑的神经元和皮肤的表皮细胞都来源于同一层胚胎组织，即外胚层。这些纹路是在妊娠期第3个月末至第6个月末之间形成的，即第10～26周，恰好和构成大脑皮层的各种神经元层形成的时期相同。然而，和拥有强大可塑性和持续变化的大脑皮层不同，指纹在第6个月末一旦形成，就不会再发生任何改变了，比如这些纹路的数量、位置、形态和走向。因此，指纹具有永久性、多样性和独特性。

指纹是不可更改的。如果指腹出现轻微割伤或擦伤，伤口可以恢复如初；如果伤口很深，留下疤痕，疤痕会覆盖在指纹上，但原本的纹路不会改变，也绝不会出现和之前不同的纹路。指纹是多样独特的，因此从来没有出现过不同的人有相同指纹的情况。

　　不是所有动物都有指纹和掌纹，只有灵长类动物才拥有这个特征。从进化的角度来看，这些纹路其实是树栖生活的适应性特征。这种特征受到自然选择的青睐，因为粗糙的表面有利于它们紧紧攀附在树枝上，避免滑落的危险，就像汽车轮胎上纹路的作用一样。与其他哺乳动物相比，灵长类动物皮肤纹路的形成是否与它们更大的脑容量有联系？目前并没有确切的科学依据证明两者的联系。但是如果没有指纹，我们要进行一些精细的操作就更加困难，因为东西很可能从我们手中滑落，尤其是很细小的物品。从我们祖先的工具中可以看出我们具有进行精细操作的能力，它和大脑进化的过程，尤其是大脑皮层和语言能力的进化过程有很多相似之处。这两方面神经发展的相似之处比人们想象中要多得多。在有关大脑进化的章节中我曾谈及这个话题，之后的章节中，我将会深入探讨动手能力对语言能力，甚至是创造力和理性思维的重要性。令人惊奇的一个事实是，那些在胚胎时期影响大脑构建过程的因素也同样影响着指纹和掌纹的形成。指尖和嘴唇也是神经末梢分布十分密集的地方。

　　事实上，目前还没有科学依据能解释清楚指纹形成的过程，但是人们发现其中有些纹路具有一定的遗传性，这意味着基因参与了指纹的形成。人们还发现胎儿所在的宫内环境——母亲的饮食、承受的压力、酒精摄入或其他有害物质摄入，以及妊娠期内曾患某种疾病等情况，也会对指纹的形成造成影响。同样，人们发现指纹的形成也取决于随机过程也就是随机事件。因此，这些指纹，就像化石一样，确切来说，它们反映出生命于妊娠期的第10～26周所处的环境。因此，我之前说过指纹反映的是我们的过去，指的就是胚胎发育时的宫内环境。事实上，这与大脑的构建过程也有很多相似之处，大脑的构建过程也取决于遗传基础和发育环境，以及各种随机事件。

　　近来，还有一些科学研究认为某些特殊的掌纹，例如中指和食指底部纹路形成的角度，就与大脑某些区域的厚度有关。这表明指纹和大脑的发育过程都受宫内环境和遗传因素的影响。其中有一块大脑区域称为"后扣带皮层"，与抑郁症、自闭症和多动症的患病倾向有关。还有一块叫作"颞顶联合区"的大脑区域，与道德判断能力、对信仰和对他人行为动机的理解相关。另外，这两块大脑区域也跟指纹一样，形成过程受压力的影响。

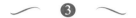

但指纹和大脑还存在一个根本区别：指纹在妊娠期第26周结束之后就不会再发生变化了，而大脑在我们一生中一直处于构建和重建的过程。而这一过程也确实对我们未来的生活有着深刻影响。因此，通过我们自己的大脑来研究思考大脑很重要，这个思考过程甚至比最终结果更重要（尽管最终结果取决于这个思考过程）。

在第4章和第5章我已经讲过了基因如何影响我们大脑的功能和构建过程。我们的精神活动很大程度上就取决于这些神经联系，但是一般来说，基因并不能决定具体哪两个神经元会建立联系。神经联系是如何建立的？接下来进一步说明塑造大脑的过程。

第 **9** 章

环境与神经元的
复杂关系

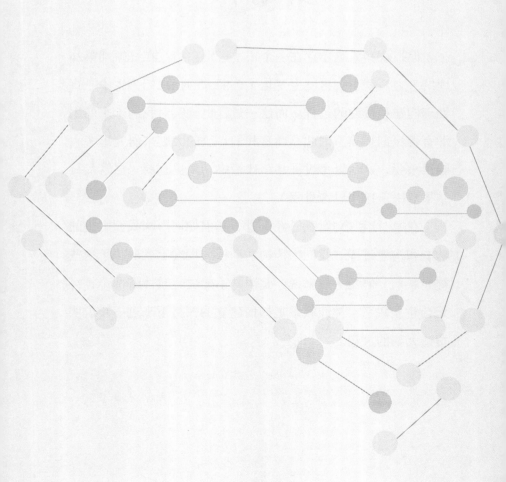

英国伦敦的出租车司机以惊人的记忆力闻名世界。他们对这座大城市25 000多条街道和错综复杂的路况烂熟于心。不需要任何交通地图或向导的帮助，不管目的地是哪儿，他们都可以把乘客送达。事实上，为了取得驾照，他们需要参加当地一项称为"伦敦知识"的考试，这项考试用来评估司机在伦敦街头的适应能力。一般来说，新手司机需要花费2年左右的时间来吸收这些海量信息，将这些信息储存在所谓的"工作记忆"（或者说"操作记忆"）中，然后通过考试。这种记忆不仅仅是回忆的集合，它所包含的信息具有能动性、创造性和变化性，使记忆活动保持在"正轨"上（即记忆修复与记忆活动同时进行）。这些记忆储存在不同的神经元群中，比如前额叶皮层、颞叶、枕叶和海马体。其中前额叶皮层管理行动规划；颞叶影响视觉、语言和记忆功能；枕叶可以处理视觉信息；海马体是记忆功能的中枢（如同大城市的交通指挥中心，在那里是人们同步管控信号灯，避免发生交通堵塞）。

❶

因此我们研究特定区域的脑功能和脑构造之间的关系时，这些专业素质超强的司机就成了我们绝佳的研究对象。2000年，伦敦大学的一组研究人员提出了这种超强的记忆能力是否会在大脑上留下可见痕迹的疑问。为了回答这个疑问，科研人员比较了专业出租车司机和普通司机大脑各个区域的体积，他们发现前者的海马体，即负责记忆功能的中枢更大。不过大家得知道记忆不是以实体的形式存储在海马体中。海马体的神经元掌管着新的信息、旧的知识以及访问这个记忆数据库的权限。记忆还广泛存在于大脑的其他区域（接下来的内容中会提到）。这项研究引起了许多媒体的关注，也使那些出租车司机以自己的职业为傲，但是这项研究也存在一个漏洞。是司机经过学习以后导致了这种可见的生理差异，还是海马体大的人天生就拥有成为出租车司机的潜质呢？

搞清楚这个问题需要更长期的研究。2011年，一项研究对100多名志愿者进行了测试，他们之中有一部分正在为取得伦敦出租车司机的驾照做准备，另一部分则是每天正常工作生活的普通司机。这项研究的目的是记录大脑在备考过程中发生的变化。备考之前，两组志愿者的海马体都差不多，没有明显差异。4年之后，相较于那些从未参加过这项学习活动的普通司机和未通过考试的备考人（大约有40%的人没有通过）而言，那些进行学习并通过考试的志愿者的海马体变大了。我们从这个结果中得出了什么结论呢？首先，海马体变大归因于记忆训练，即在工作记忆中储存大量数据，也就是说我们进行的任何学习活动都会使我们大脑的神经结构发生生理变化。我接下来还会讲到和音乐、运动、电子游戏和语言等方面相关的其他例子。其次，这项研究也指出，某些人的海马体天生具有更强的工作记忆能力。这就是我们所继承的生物和基因基础（即我们塑造大脑的"纸"所具备的初始特征，比如纸张大小）。

　　但是这项研究并没有就此结束。他们测试了这3组志愿者（通过考试的出租车司机、未通过考试的备考人和普通司机）的其他记忆能力。研究结果表明在其他方面，比如在复杂的视觉辨别方面，那些通过考试的出租车司机得分比其他人低。换言之，海马体变大增强了他们在伦敦复杂路况中辨认方向的能力，但是也减弱了跟海马体相关的其他方面的能力。通过学习活动产生的大脑结构变化使司机的能力发生偏转。最终，研究证明了海马体体积增大不是因为这一区域神经元数目猛增，而是因为海马体的神经联系急剧增长。再次强调，大脑功能更多取决于神经元的建立联系能力而非神经元的建立数量（当然，大脑拥有的神经元数量越多，建立更多神经联系的可能性就越大）。

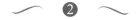

神经元建立联系的能力是大脑功能的本质。神经元之间相互建立联系，从而形成复杂的神经网络。大脑体积有限，因此神经网络覆盖的面积并不大，神经网络中大量的神经联系和神经元才令人惊叹。拿地球上任意一片区域打比方，比如撒哈拉沙漠，从谷歌地图上看，它就是一片路径稀少的广阔土地，而和它差不多面积的欧洲大陆却被错综复杂的道路覆盖，比如四通八达的高速公路和蜿蜒曲折的乡间小路。那么我们身处这两个地方，哪一个的交通更便捷，能更容易地到达我们想去的地方呢？

我在上文中曾说过，每一个神经元都可以和1 000至

10 000个以上神经元建立联系。我们已经知道在大脑发育的过程中，神经元之间根据基因程序逐渐建立联系。但是是什么因素决定某个单独的神经元最终和其他神经元建立联系呢？在绝大多数情况下，这一具体情况并不由基因决定，即这些神经联系并不是必然形成的。以低级生物为例，比如蠕虫或其他昆虫，它们大部分甚至是全部的神经联系都由基因决定，但是哺乳动物就不同了。人类大脑和黑猩猩大脑构造的区别之一就是人类基因对大脑的构建过程起到的影响更小。基因规定大脑中哪些区域应当在何时建立联系，但是基因不决定神经元之间具体建立了哪些联系。那么每个单独的神经元如何决定自己与哪些神经元建立联系呢？神经元之间建立联系的过程其实就像蚂蚁觅食并将食物运至蚁穴的过程。

3

　　夜晚寒冷潮湿，蚂蚁习惯待在巢穴中。等到天亮，它们就准备好去寻找食物了。起先，它们不会沿着某一方向前进，而是分散开来四处走走，方向随机，到处探索来寻找食物的踪迹。是向各个方向探索吗？也不是。比如，如果蚁穴附近有一条河或一片泥潭，蚂蚁就无法跨越阻碍，到达岸边时就会改变方向。大脑也是如此。参与大脑构建过程的基因会按程序刺激神经元与其他神经元建立联系。当神经元接收到这种刺激时，它们的轴突就会向四周发散。这就相当于早晨太阳的光线会刺激蚁穴中的蚂蚁出去觅食。神经元的轴突也在整个大脑范围内寻找其连接的对象。

是在整个大脑范围内吗？也不是。有一些区域阻碍了神经元，但不是像阻挡蚂蚁的河流一样的实体阻碍，而是一道分子屏障。轴突一旦探测到某种分子，这些分子就会使轴突改变方向，转而向另一片区域探索。这些分子的存在可以确保各区域在大脑发育的每个阶段（胎儿期、婴儿期、童年期、青春期、成年期）按预先设立的基因程序建立联系，以便大脑及其神经联系逐渐发育成熟。

我们再说说蚂蚁。当一只蚂蚁发现食物，它会对食物的数量和营养价值进行评估然后返回蚁穴，并且在身后留下一种化学痕迹，即信息素，信息素的浓烈程度取决于它对食物的评估。于是，附近的蚂蚁就沿着信息素的气味找到食物并将其运回蚁穴，由此形成了蚂蚁排成一队觅食的场面。信息素越浓烈，受到召唤的蚂蚁就越多，这条蚂蚁队列就越密集。如果信息素不强，这条队列就会稀疏。总之，这种方法可以不浪费任何一只蚂蚁的力量而获取最多的食物，提高了觅食的效率。那么神经元是什么情况呢？我们现在就来看看它的例子。

刚刚我们说到大脑某一区域的神经元已经接收到基因发出的信号，准备去寻找连接对象。于是，神经元的轴突向四周发散探索，同样，是在基因允许的特定范围内寻找可建立联系的神经元。当轴突找到一个神经元时，就会尝试与它建立联系。如果轴突找到的神经元没有处于活跃状态，联系就无法建立，于是轴突就开始寻找下一个神经元进行连接。这个过程就相当于蚂蚁没有找到食物，只能继续寻觅。

4

相反，如果神经元处于活跃状态，两个神经元之间就可以建立联系并开始试验这种联系的效果。这意味着如果大脑拥有更多活跃的神经元，受到适当刺激后会比没有受到足够刺激建立更多神经联系。但是各位尤其需要注意的是，足够

刺激并不意味着过度刺激。如果大脑受到过度刺激，压力就
会随之而来，我在其他章节中也提到过，压力对大脑的正常
功能有很严重的负面影响。如果与运动功能有关的两个运动
神经元相连，它们就会试验受这种联系支配的肌肉是否能够
运动自如以及这种运动是否有益于整个机体。胎儿发育的最
后几周会有比较明显的胎动，这就是大脑在试验神经联系的
效果。简单来说，是这些运动神经元在试验它们之间所建立
的神经联系是否有用。

人类在婴儿时期也会经历同样的过程。婴儿总是跌跌撞
撞，运动不协调，刚开始学走路或第一次进行任何运动的时
候都是如此。学习活动也要经历同样的过程。当我们学习
新知识时，这些新知识就以新的神经联系为基础，这些新神
经联系同样也会试验它们的效果。然而，大多数情况下，这
里的效果指的是进行上述学习活动之前，它所得到的社会认
同。我们暂时先不用过多在意这最后一点，这里只是点到为
止，关于这一点我将在其他章节进行深入探讨。我们再回到
蚂蚁的例子，找到一个处于活跃状态的神经元并试验神经联
系的过程就相当于蚂蚁找到食物并对其数量和营养价值（它
对整个蚁穴的价值）进行评估的过程。而如果大脑长期处于

压力下，就相当于蚂蚁在蚁穴附近发现了很多食物来源，蚂蚁都四散开来，很有可能因为没有足够的蚂蚁而更难形成觅食队列。

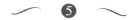

　　想象一下，假如两个神经元已经建立联系，经试验后这种联系不存在任何问题。如果这种联系的效果微不足道（相当于蚂蚁只找到一点食物残渣），就不需要其他神经元了，因为这种联系比较脆弱。相反，如果这种联系极其有用（根据上一段中提到的效果参考标准来判断），神经元在连接处就会产生一种称为"神经营养因子"（neurotrofina）的物质，它会吸引其他轴突过来连接。词源学上讲，"neurotrofina"意思是"吞食神经元的东西"，而事实上并非如此。轴突只是被这些物质吸引过来。在蚂蚁的例子中，这就相当于它们发现了许多营养价值很高的食物，于是它们就会留下浓烈的信息素使其他蚂蚁都加入到运输队伍中来。如果建立的神经联系很有用或发挥作用的频率很高，其他轴突就会过来连接，这种神经联系就会增强。这不是跟学习过程一样吗？通过不断重复、实践和一次又一次的成功经验，我们可以加深记忆并更高效地运用知识。这一章开头所讲的英国伦敦出租车司机的海马体体积增大就是这样。

除了出租车司机外，还有许多其他的例子。比如，人们发现那些以翻译为生的多语言使用者的大脑皮层面积更大，因为语言中枢就位于大脑皮层。钢琴家和外科医生的大脑运动皮层区也更为发达，这个区域负责控制双手的活动。在以翻译为生的多语言使用者的大脑中，人们还发现了许多与控制情绪和创意想法的大脑区域相连的神经联系。在钢琴家和外科医生的大脑中，人们发现了许多与管理记忆和理性思维的大脑区域相连的神经联系。这并不是说每个人都是这样，但是人们确实发现运用大脑的不同方式会导致各个大脑区域发育明显有差异。一般而言，某些专业领域的专家，例如信息学家或政治家会展现出独特的行为或态度。毫无疑问，基因是大脑发育的基础物质，相当于折纸所用的纸张，会使一个人的某些方面发育得更好，才能更出众。然而，由某些大脑区域的功能和不同专业所需的不同神经刺激而产生的神经联系迫使神经元将大脑塑造成某种样子，通过个人态度和行为表现出来。

最终，当夜晚来临，蚂蚁便返回蚁穴，停止探索周围的环境。同样，在基因的指示下，或者说当我们停止利用某些神经元时，轴突也就停止在周围寻找新的连接了。这种神经可塑性就是人类大脑的奥秘所在，是大脑终生构建和重建能力的基础。这个能力如同一把达摩克利斯之剑，我们的生活经历逐渐影响着我们的大脑结构，引导着我们未来的行为，也影响着我们命运。

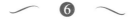

为了能在大脑中扎根并留存其中，任何学习活动都基于现有神经网络的利用、完善和扩展的过程，某种程度上来说，这些神经网络也与新知识有关。一方面，这样有利于让我们将新知识与旧知识结合起来。这就说明了我们知道的越多，学习就越容易。尽管我们的记忆是破碎零散的片段，它在我们大脑中也组成了一个整体。另一方面，一旦旧知识错误，学习相关的新知识也就不那么容易。因为新知识建立在旧知识的基础之上，所以教育水平低下对人造成的影响很难改变。

　　同样，不包含任何理性思考和批判意识的死记硬背式学习会导致轻信行为和教条主义的产生，与理性思考和创造力背道而驰。反之，体验式和批判式教育注重学习动力，动力就源于每个人和当下环境的需求，这样的教育有利于形成更理性和富有创造力的思维，让人更接受多元文化，更好沟通。教育、家庭和社会环境以及生活中的随机事件对我们大脑的影响非常大，即塑造大脑的褶皱。在下面的章节中我会用其他具体的例子来剖析这个概念。

　　我将以现代神经科学的奠基者——圣地亚哥·拉蒙·卡哈尔（1852—1934）的一句话来结束这一章。我很喜欢这句话并且认为用在这里很合适："大脑皮层就像一座拥有无数树木的花园，……多亏了智慧的打理，这些树木得以生长得枝繁叶茂，向深处扎根，开出美丽的花朵，结出味美的果实。"了解大脑的功能以及如何构建和重建，可以帮助我们更好地打理自己或后代及学生的"花园"。

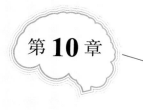

第 **10** 章

饮食对大脑构建
过程和功能的影响

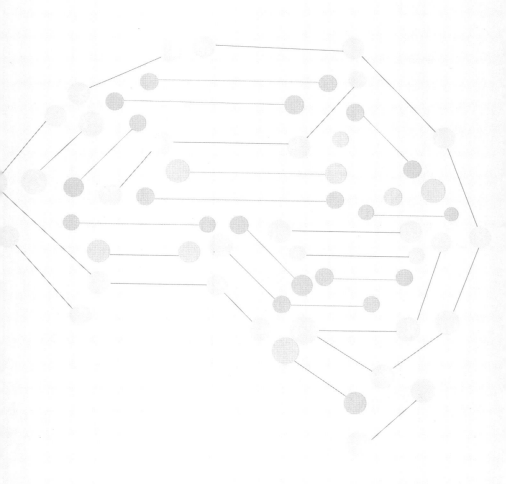

　　"来吧孩子，吃点蔬菜和鱼！"类似的话我们不知道听过说过多少遍。第1章"过去的故事"的背景是人类起源，不知道那时候，父母有没有对他们的孩子说过类似的话，但是毫无疑问，饮食对保持良好的健康状态具有关键作用。然而最近一系列有趣的研究也表明，饮食不仅影响生理健康，对大脑和心理健康也有重要作用。在这里我要跟大家讲一个关于我们人类物种起源的小故事。有证据表明，最古老的智人生活在约18万或20万年之前的非洲中部，从古至今，那片区域湖泊众多，拥有丰富的水源，因此鱼就成了他们饮食的一部分。在智人出现之前，其他类人猿，比如直立人，就已经遍布在这片平原上了，他们的大脑比智人更小，心智能力和技术能力也十分有限。然而这些祖先们并没有一直待在非洲，大约200万年前，就在他们刚出现不久后，他们就开始了向亚洲和欧洲的大迁移。其中恰巧就有直立人的一群特殊的后代，他们被称为"佛罗勒斯人"，因为他们生活在印度尼西亚的佛罗勒斯岛，那里是他们最后的庇护所。佛罗勒斯人的大脑比黑猩猩的大脑大不了多少，在18 000年之前就灭绝了。尽管智人拥有更高强的心智能力，但是到85 000年前为止，他们都没有决定要去探索世界。为什么智人在那片他们出生的平原上生活了10万年之久呢？是什么阻挡了我们的曾曾曾曾曾祖父的脚步呢？答案很简单：鱼。

❶

　　鱼类含有一种其他食物没有的成分，人体也无法自己产生这种成分。这种成分叫作"多不饱和脂肪酸"，例如Omega-3脂肪酸和Omega-6脂肪酸。这些脂肪酸是身体的基础物质，我们得从食物中摄取这些物质，对大脑构建和活跃状态的保持必不可少。因为直立人的大脑跟黑猩猩的大脑差不多大，他们就不需要太多这种脂肪酸。另外，从直立人化石能看出来，他们大脑的可塑性只出现在童年阶段，一旦进入青春期，这种可塑性就会消失，像黑猩猩等其他灵长类动物也是如此。而智人的大脑占身体比例较大，大脑终生都具有极强的可塑性，因此我们需要持续摄入大量多不饱和脂肪酸，我们依赖于这种物质。我们通过食物摄入的大部分脂肪酸，大多来自鱼类和蔬菜。各位现在有没有觉得本章开头那句话听得更真切了呢？让人好奇的是我们是如何以社会和文化的方式将有关我们生存方面的知识传播开来的呢？大脑的可塑性当然有用，这是我们作为个体或一个物种适应自然的主要表现。

我们可以直接利用来自鱼肉的多不饱和脂肪酸来构建和重建我们的大脑。但是，来自蔬菜的多不饱和脂肪酸就不同了，必须要经过我们代谢系统处理才能为我们所用。事实上，鱼类也不能自主产生这种物质，它们也是从食物中，确切来说是从藻类植物中获取这种脂肪酸的，但是鱼类不会消化这种脂肪酸，而是将这种脂肪酸存储在肌肉中。18万年之前，我们的祖先不能吸收来自植物的多不饱和脂肪酸，因此用来形成和支持其大脑活动的Omega-3脂肪酸和Omega-6脂肪酸的唯一来源就是鱼类。简言之，我们的祖先缺少一种正好可以用来分解多不饱和脂肪酸的酶。他们离开非洲需要穿越没有湖泊和河流的大片土地，也就是意味着迁移期间没有鱼可以食用。一旦开始，这场迁移会进展很慢，要持续好几代。没有多不饱和脂肪酸，他们如何存活？后代的大脑如何形成？大脑所需的物质限制了智人的活动，他们无法跨越这种切实存在的生理阻碍。如果有人企图进行这样的长途旅行，他必然无法生存。

之后又发生了什么呢？2012年，人们发现了脂肪酸代谢发生了一种基因突变，即脂肪酸去饱和酶1抗体（FADS1）基因，FADS1恰恰可以处理来自植物的多不饱和脂肪酸，并将植物的多不饱和脂肪酸转变为对大脑有用的物质，这种物质和来自鱼类的多不饱和脂肪酸具有相同的功效。一些遗传学研究指出该基因突变发生在约85 000年之前，恰好是我们的直系祖先离开非洲的时间。这个进化过程中的偶然事件简简单单就解决了大脑如何形成和终生保持其可塑性的问题，人们不仅可以通过吃鱼，也可以通过吃蔬菜来获得多不饱和脂肪酸。

❷

总之，饮食直接影响着大脑的构建和重建过程。饮食对保持良好的神经可塑性有重要作用，使大脑可以被塑造，从而保持大脑健康。怀孕时期的饮食（产妇摄入的营养物质影响胎儿的发育），童年和青少年时期的饮食，甚至是成年之后的饮食都很重要。2015年的一项研究收集并总结了之前30多项研究结果，这种研究方法在科学术语中被称为"元分析"统计方法。这项研究指出，为了使大脑高效运转，人们需要摄取一些关键的营养物质。例如Omega-3多不饱和脂肪酸、维生素B、维生素D以及锌、镁和铁等矿物质。当然，还有蛋白质和糖。但是需要强调的是，我们也不必过分沉迷于研究饮食，均衡的饮食不仅仅包括本章第一句提到的蔬菜和鱼，还包括谷物、适量的肉类、新鲜水果、干果、奶制品、豆类、少量的糖等，比如地中海式饮食就已经包含了所有必需的营养物质。不要过多或过少摄入某种营养物质才是最重要的。

通过研究一些例子，人们发现不健康的饮食会影响大脑构建和重建，直接反映在儿童和青少年的大脑健康上。比如Omega-3脂肪酸、维生素B、维生素D以及锌、镁、铁等矿物质的缺乏会增加焦虑感以及抑郁症等患病风险。研究显示，Omega-3脂肪酸有调节类似多巴胺、去甲肾上腺素和血清素等神经递质的作用。我曾在第4章中讲过这些神经递质以及它们在大脑和精神活动中的作用。这些脂肪酸也会通过脑源性神经营养因子促进新神经元和神经联系的形成，上文中我也提到过这种神经营养因子，这种神经营养因子对于神经元的建立联系十分重要，而神经元联系决定了大脑的可塑性。再举一个例子，人们发现锌也参与了神经形成的过程，即产生新神经元的过程，尤其是海马体中新神经元的形成。海马体中缺乏锌元素会导致抑郁，尤其是在处于很大压力的情况下。另外，如果青少年的饮食中缺乏维生素B和维生素D，那么当他们成年后患有某种脑部疾病的风险就会增加，比如像精神分裂症、重度抑郁这种后果很严重的疾病，这些疾病归因于大脑某些区域之间不良的神经联系。从母亲的饮食开始到孩子的饮食，都会对大脑可塑性产生影响，终生都是如此。饮食给我们提供了增强大脑可塑性的机会，父母在孩子出生前就应该抓住这个机会。

3

　　2015年发布的另一项研究显示，贫困也会对儿童大脑发育产生负面影响。这项有趣的研究显示，那些生活在贫困线下的儿童的某些重要大脑区域甚至只开发了10%，包括额叶皮层、颞叶皮层和海马体。其中海马体是掌管记忆的中枢；额叶皮层参与规划复杂的认知行为，比如表达个性、做出决策以及和环境相适应的社会行为等。人们认为这片大脑区域的主要活动就是协调和我们内心目标相关的想法和行动。而大概位于太阳穴后方的颞叶皮层则负责语言功能和调节焦虑、愉悦和愤怒等情绪。不知道各位怎么看，但我认为这是项十分艰巨的任务，同时也伴随着重要的社会责任。

据这项研究的专家解释，导致以上大脑区域发育不良的原因多种多样，尤其是膳食不均、压力过大（在之前的章节中我曾讲过长期处于压力状态带来的负面影响，压力是大脑构建和发育最大的敌人）、休息不足以及缺乏来自遗传和发育环境的刺激。最后一点和我上文解释的神经联系如何建立和重建直接相关。受到适宜刺激的大脑（非过度刺激，过度刺激会产生压力）可以比未受到刺激的大脑拥有更多神经联系，结果总是反映在我们的精神活动上，也反映在经深思熟虑再做出决策的能力上。教育在这一环节中有不可替代的作用，不仅仅是常规教育，还包括父母和社会整体下意识对我们进行的社会教育。我们应该时刻牢记，教育从出生开始就已经存在（比如第1章"过去的故事"中提到的集体教育），教育包含了许多社会因素，是一个循序渐进的过程。

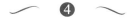

　　不仅营养缺乏和贫穷对大脑有负面影响，过度摄入脂肪也会造成同样的后果。这对儿童肥胖症高发的情况有重大意义。2002—2005年的多项研究表明，过度摄入动物脂肪会降低神经可塑性。这种脂肪会干扰到一种称为"谷氨酸受体"的物质，它恰好是一种能够集合谷氨酸的受体。谷氨酸是大脑中最常见的一种活跃的神经递质，受体集中于神经元的连接处，即突触所在的地方。另外，谷氨酸在神经可塑性方面具有关键作用，而我之前也多次强调，神经可塑性是学习和记忆的基础。

　　谷氨酸激活受体，在细胞膜上打开了一条离子通道，其中就包括钙离子，对增强神经可塑性具有重要作用。不过此时情况变得更加复杂，因为谷氨酸为了使自己完全处于活跃状态，还需要结合一种叫作"D-丝氨酸"的神经递质。大脑产生的电流也可以激活这种神经递质。确切来说，学习活动和长期记忆的建立都属于复杂的大脑活动，目前我们还不能完全明白整个过程。

　　以上所有解释的重点是让我们知道过度摄入动物脂肪会使这些受体失去敏感度，如果面对同样的刺激，它们的反应会减弱。最终，神经元的突触可塑性就会降低。如果一位孕妇摄入过量动物脂肪，孩子的大脑发育也会受到同样的影响，大脑的潜力就无法得到全面开发。

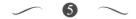

　　饮食对大脑的构成和功能的影响还不止于此。为了消化我们吸收的所有食物，我们和生活在消化道（从口腔至肠道）内的无数细菌建立了一种不可替代的合作关系。这些细菌被称为"肠道菌群"。这些细菌可以消化一些我们自己身体无法消化的食物。它们还可以生成一些可被人体吸收和利用的维生素，并且避免其他病原微生物侵害我们的健康，引起疾病。它们就像我们的盟友一般，只需要一小部分食物作为回报以维持生命。然而，近来人们发现，除了以上功能，肠道菌群还可以通过连接肠道和大脑的神经，直接向大脑传递信号。尽管这还是一个新的研究领域，人们已经发觉某些肠道菌群失衡会直接影响人的精神状态、行为甚至是思想。例如，某些肠道细菌可以促进大脑中某些神经递质的产生，而这些神经递质可以缓解焦虑和抑郁情绪，甚至可以缓解痛觉。这些菌群还或多或少影响着神经联系的建立，因而也会对大脑的可塑性产生影响。人们甚至将肠道菌群的某些变化同自闭症这样的脑部疾病相关联。

　　目前，人们还不完全清楚饮食在上述方面中的作用。但是毫无疑问的是，营养均衡且含有益生菌的饮食有益于保持良好的肠道菌群。再次强调，我们不应该过度重视饮食的作用。尽管有人认为重视饮食的出发点是好的，但给我们带来的不一定都是好处。从神经角度来看，有人发现饮食失调使大脑某些区域的功能发生了改变，尤其是掌管意识和行为规划的大脑区域，这些大脑区域失调的人会做出一些强迫性行为。关于饮食，只要保持营养均衡，按照最普通的膳食金字塔适量摄取每种食物就可以了。如果遇到问题，最好去咨询专业人士，而不是迷信庸医或是在网上乱查信息。

　　我们可以确信压力会破坏肠道菌群，肠道菌群通过神经联系影响大脑功能。2015年发表的一项研究表明，婴儿出生后不久就过早与母亲分离产生的压力会破坏婴儿体内的肠道菌群，从而导致婴儿的行为失调，他们的情绪中枢——杏仁核也会受到影响。需要强调的是，这项研究只在小鼠身上得到了实验证明，但是由于人类和小鼠在基因和生理方面有很多相似之处，相似率高达95%，这个研究成果同样也适用于人类。

第 **11** 章

大气污染、麻醉
药品和对新事物的
探索

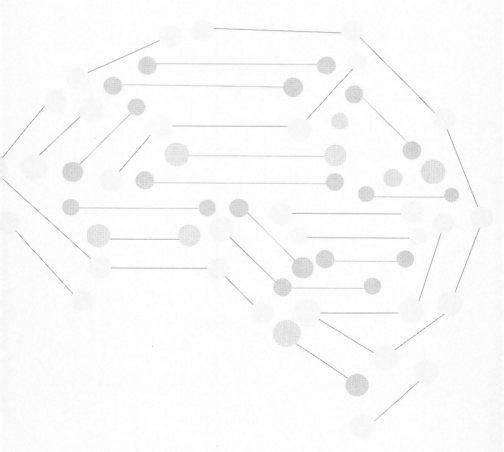

除了我们吃进去的食物，还有其他一些进入我们身体的物质会对大脑的构建过程和运转产生影响。我说的这些物质就是香烟、酒精和其他有麻醉效果的物质。当然，大气污染也会带来影响。我们在很久之前就已经认识到它们对大脑的有害影响了。尽管大部分情况下，因为重要的环保意识活动，这种影响只体现在公共领域，但我认为还是有必要仔细考虑一下它们在塑造大脑过程中的作用。

再次强调，各位将在下文中看到，整个社会在塑造大脑上的责任是巨大的，尤其是年轻一代的大脑塑造。

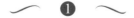

香烟中含有上千种不同的物质，其中最有名的是尼古丁、焦油和重金属。焦油主要对肺部产生影响，而尼古丁和重金属则会进入大脑。吸入一口香烟后，尼古丁只消几秒钟就能到达脑部。尼古丁与乙酰胆碱的分子结构极其相似，而乙酰胆碱是一种参与大脑活动的神经递质。这种物质在神经系统中发挥着许多作用，尤其是本书中提到的保持清醒认知、记忆、学习、愉悦感及成就感等方面。当尼古丁到达大脑后，其分子结构使它可以与乙酰胆碱受体结合，于是这些受体将二者混淆，错把尼古丁当作了乙酰胆碱并与之结合。尼古丁还可以模仿乙酰胆碱的活动。换言之，尼古丁干扰了乙酰胆碱的正常功能：它激活了乙酰胆碱受体并对它们的正常生理活动造成干扰，由此产生的后果各有不同。

一方面，这一事实解释了尼古丁可以使人产生愉悦感的原因，愉悦感增强是因为尼古丁也间接促成了多巴胺这种神经递质含量的增加。大部分麻醉药物都有这种功效，比如可卡因、酒精和大麻。它们都会使大脑产生多巴胺来增强人的愉悦感。因此，人们很容易对它们成瘾。它们也会改变大脑中的化学反应，从而影响到人的心智能力和神经联系，尤其是在大脑皮层、海马体（记忆中枢）、杏仁核（情绪中枢）上。一般这种影响都是永久性的，就像完成折纸作品过程中的一道道折痕一样。

我们再说回香烟。2007年的一项研究表明，香烟会导致成年人注意力无法集中和记忆力衰退。然而，它对大脑最主要的影响是在出生前、童年和青少年时期，因为大脑在这些阶段可塑性最强。2011年的一项研究显示，香烟会降低青少年前额皮层的活跃性，而这一区域是控制执行力和决策行为的中枢，它负责调节在那一片区域形成的神经联系，并影响大脑的整体功能。我认为这个发现十分重要，因为人们往往容易在青少年时期开始对香烟和其他麻醉性的有毒物质上瘾。

目前来看，香烟对未出生的胎儿影响最大，无论孕妇本人是吸烟者还是二手烟受害者，有害物质都会通过胎盘接触到胎儿。在这种情况下，生物化学反应的改变可能对大脑产生非常严重的影响，甚至有可能导致胎儿死亡。

我还提到了酒精和其他药品。简言之，酒精会损伤神经。也就是说，酗酒会导致神经元死亡，包括但不限于那些影响判断力、决策力和其他社交能力的神经元，顶叶区域参与情绪处理的神经元也难逃厄运。因此，大部分情况下，暴力行为背后都隐藏着酗酒的因素。正如香烟的例子一样，酒精给青少年造成了严重危害，当然，宫内发育时期，酒精通过胎盘对胎儿产生的危害也会产生很严重的后果。

神奇的是，酒精会干扰谷氨酸受体，我在之前的章节中也提到过谷氨酸受体与过量摄入动物脂肪之间的关系。酒精与谷氨酸受体结合并将其阻断，因此长期过度饮用酒精饮料会造成学习和记忆困难，因为酒精减弱了神经可塑性。大脑区域中受这种干扰最强的是海马体（记忆中枢）、杏仁核（情绪中枢）和纹状体（协调身体运动、动力和大脑执行功能）。以上所有都说明了过量摄入酒精会影响人的行为。

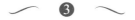

任何麻醉性的有毒物质都会产生这样的影响，包括大麻。对某些群体来说，大麻是一种避讳的东西。有人认为它属于天然物质，因此食用它并没有风险。事实上恰恰相反，大麻直接影响海马体中的神经元和一些参与心智能力的执行控制的神经元，最终导致经常或偶尔吸食大麻的人出现一些精神病性症状，尤其是对于那些青少年时期就开始吸食大麻的人更是如此。此外，大麻也会对纹状体内的神经元产生影响，导致和动力相关的心理过程被严重破坏。这种对大脑的影响可类比摄入过量糖分和动物脂肪导致的肥胖。从神经生理学上来说，过量摄入某种物质就会成瘾。

我可以继续介绍其他类型的药物，但是得出的结论是一样的。这些药物的使用会改变建立神经联系的方式，并对神经元产生有害影响，最终会影响大脑的塑造过程。

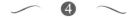

面对这些问题，探讨成瘾的原因就显得很有必要。一方面，就像我曾说过的，这些成分会对愉悦中枢和与之相关的神经递质产生影响。但是，它们同样通过多巴胺对我们精神生活的另一方面产生了影响，即"对新事物的探索"。心理学上，这种对新事物的探索被定义为一种与探索周边环境相关的人格特质，它包括身体与心理的探索。新情况或刺激会激发我们对新事物的探索。长时间以来，人们认为这种对新事物的探索与冲动情绪和多动症有关。

确实，它们之间存在一定的联系（大脑中所有行为之间都以某种形式相关联），但是从参与其中的神经递质（基本上是多巴胺）以及活跃脑区（比如大脑皮层）的层面讲，这种对新事物的探索主要与创造力、出于"本能"和前意识中的欲望有关，尤其体现在青少年渴望打破界限、探索未知。我们谁不曾体会过这样的渴望呢？它或许随着年龄的递增而减弱了，但是我们仍记得青年时期渴望超越自我和打破界限的感觉。

身体上和思想上对新事物的探索在大脑中会产生奖励带来愉悦感的神经反应，就像成瘾的例子中所描述的一样。所以，从某种意义上讲，成瘾能通过大脑的生物化学反应，为这种对新事物探索的渴望提供突破，而这正是青少年出于"本能"或多或少会去追寻的东西。因此成瘾现象经常始于青少年时期！所以避免青少年（或任何人）沉迷于这些麻醉性物质的家庭、社会和教育机制之一就是加强创造力的训练，鼓励并引导他们探索新事物。有意或无意地伤害这些年轻人的创造力，遏制他们想要打破界限的渴望，再加上其他因素，会将他们推入毒品的黑暗深渊。

不过这并不代表应该给他们提供一个绝对自由的环

境，但我们应该考虑到给他们设立的界限要足够宽泛，从而使他们探索新事物的渴望能够健康发展。当然，一定的界限也是有必要的，因为他们出于本能想要打破界限，事实上也最好如此，因为这也是我们设立界限的目的。与此同时，使他们始终熟悉如何保持大脑中良好的愉悦感与社会奖励，同时得到社会的认可和支持，这一点也很重要（我们将在第15章中讲到最强烈的成就感恰恰来自社会化的过程）。

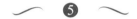

最后，在结束这一章的内容之前，我再简要提一下环境污染对大脑的影响。避免污染并不容易，但是清楚它所带来的后果可以帮助人们设立环境政策，从而尽可能减少污染。自2005年以来，许多研究表明，内燃机产生的氮氧化物和微粒所造成的大气污染无疑会减弱大脑的神经可塑性。这种影响也反映在和没有过度污染的地区的儿童相比，污染严重地区的儿童智商更为低下。

因此，本章总结为：一个健康而可塑性强的大脑需要均衡的膳食、健康的生活方式和干净的空气。可能我们早就知道这个道理，不是吗？如今我们只差将其付诸实践。虽然这并不容易做到，但是在我看来，为此付出努力是值得的，尤其是为那些即将开启未来的年轻人考虑。

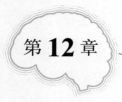

第 **12** 章

环境如何调节我们的
基因以及它对我们
精神生活的重要影响

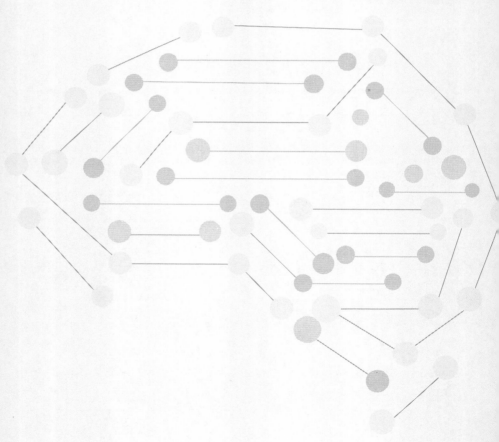

　　在这一章中，我将暂时把塑造大脑的艺术（或者用圣地亚哥·拉蒙·卡哈尔的话来说是打理"大脑花园"）先放到一边，来谈谈基因对我们精神生活和大脑功能的重要影响。在第4章和第5章，我谈到了基因如何决定我们的生物性状（血型、发色等），以及基因如何影响我们某些其他方面的行为，比如基因在神经元间传递信息的过程中或在大脑不同皮层和结构的形成过程中发挥的作用。我曾介绍过单胺氧化酶A的例子，它对人的攻击性和冲动性等方面产生的影响同样也受到环境的影响。基因和环境之间的关系，或者说基因功能和环境之间的关系如今也更加深远持久。

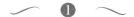

　　让我们一起来回想一下从今天早上起床开始我们都做了哪些事。我们肯定都有自己的一套做事顺序，因为我们的日程里包含多件事情，同时完成它们是不可能的。事实上，知道自己合理利用了时间或感觉自己浪费了时间，二者之间最主要的区别在于能否根据自己的需求调整做事的顺序。我们很有可能在做事的过程中不得不改变一些原定的计划，比如会议取消、交通堵塞、意外获得放松时刻、朋友突然邀我们去看电影等。我们不仅能按照既定计划行动，也会根据与我们相关的环境变化调整日程，也就是说，有时候我们需要重新安排做事的顺序。基因的工作原理与之类似，尤其是在与大脑相关的方面。除此之外，基因还会对我们精神活动产生持久的影响。

　　我在第4章和第5章中说过，基因就是遗传信息的集合。大部分情况下，遗传信息被表达生成特殊的蛋白质，例如可以合成神经递质的酶以及这些神经递质的受体蛋白和转运蛋白，还有可以激活突触可塑性的蛋白质。突触可塑性指的是突触可以建立和重建神经联系的能力，而我之前提到的脑源性神经营养因子就属于可以激活突触可塑性的蛋白质。其他蛋白质隔离了这些神经联系，避免大脑的某些区域直接相连（第6章讲到大脑发育时我也提到了这一点）。还有一些蛋白质可以刺激大脑内的神经元进行分裂和迁移，形成组成大脑皮层的6层皮质。

无论如何，人类拥有约20 500～21 000种可以决定生理构造的基因。我们的每一个细胞中都存在人类特有的21 000种基因，当然所有神经元也是如此。然而，就像我们不能同时完成日程中的所有事情一样，这21 000种基因也不可能同时表达，否则，基因和生理将产生巨大混乱。为了人体的协调统一，每个细胞只会根据需要表达特定的基因，剩下的基因则不表达。据统计，一个典型的神经元平均有近千种能表达的基因。不过，事实上并不存在"典型"的神经元，因为每个神经元都有自己建立的联系，发挥着不同的功能。大部分基因都在神经元中被表达出来，事实上它们也几乎在体内所有的细胞中被表达，比如参与维持基本细胞活动的基因，但是一些有特殊功能的基因除外。

另外，这近千种基因并不是同时发挥作用，它们也不会生成等量的蛋白质。每种基因都适时适地适量地表达。基因表达如何控制呢？其实人体内存在多种调节机制。所有基因中都存在这样一种机制，它的运转需要一种"开关"，也就是说，这些"开关"可以通过控制这种机制的运转引导某种蛋白质的合成。简言之，每段基因前端都有具有"开关"作用的区域（在少数特例中，基因内部甚至是基因后端也有这种"开关"）。在遗传学上这些区域被称为"调控区"，而一种叫作"转录因子"的蛋白质就在这一区域聚集。这些转录因子就像是按下"开关"的手指。如果没人能正确按下开关，基因就不会表达。而按下不同的"开关"，基因就会在不同细胞、不同时刻，以不等量的形式表达。这个过程就像遥控电视一样，我们可以选择电视的频道、音量、画面的对比度和亮度等。

基因按照既定程序，通过启动或关闭"开关"的方式来调控人体。而这种启动"开关"的活跃状态或关闭"开关"的不活跃状态，自然也受到环境影响。比如，当我们试图理解某种新的概念时（尽管是我们自觉想要学习新知识，但其实我们也是受环境影响的），大脑中与理性、记忆和情绪有关的区域是最活跃的，说明某些基因被激活，为这种复杂的大脑活动提供支持。相反，如果我们正在进行某项运动，大脑最活跃的区域就不是上文提到的那些了，基因会在其他神经元中被激活。同样，每次一个神经元向另一个神经元传递信息时，无论是什么类型的信息，另一个神经元都会按照其基因程序改变表达方式，从而使它能够理解信息并做出反应。我认为到目前为止，这些内容都还很有条理，不过可能读者一直在疑问这与塑造大脑有什么关系。答案很简单：环境在控制基因表达方面也扮演了重要的角色，特定环境通常能对基因表达的控制产生永久的影响，从而决定我们的大脑在未来如何运转，最终，它会影响我们精神生活某些具体的方面。这我们就不得不谈到表观遗传学了。

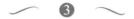

3

现在，让我们想象一下，我们正开着车在路上行驶，前面是一个丁字路口。我们仔细观察了一番，但是没看见任何交通标志。到了路口，我们减速慢行以便查看路况。另一条路上的车从我们左侧开过来，所以按照交通规则，我们要通过路口，其他车就不得不停下给我们让路。但是这样很危险，有时还会发生交通事故。所以，根据主干道的路况，决定在我们所在的这条路上放上一个停车标志，因为这条路更狭窄，车流量也较小。当我们再次位于这个有着停车标志的路口时，我们会怎么做呢？这时候，不论另一条路上的车是从左面还是右面来，我们肯定都会停下来。

那这个例子和基因以及表观遗传学又有什么关系呢？其实它们的工作原理十分相似。我们所在的那条道路相当于基因组中的某个基因，听从调控区指令发挥作用，就像之前的内容中所描述的一样。这些调控区（"开关"）和在它上面分布的蛋白质（按下"开关"的"手指"）就相当于交通规则，一般规定从右边驶过丁字路口的车先行。然而，如果有时候出现一些危险情况，放置一个显眼明确的标志能更方便调节交通。这种不会改变道路大小、路口类型和路况的停车标志就相当于一种表观遗传修饰。在特定的时刻它可以在不改变基因携带信息的情况下，通过基因表达增添一种具体而外在的标志来改变基因的运转方式。

具体来说，表观遗传修饰是在基因的调控区以可控的方式增添某种分子，比如甲基、乙酰基、磷酸盐、泛素样修饰蛋白、泛素等，从而在不改变基因信息的情况下调节基因表达。表观遗传修饰分很多种类型。有些修饰可以使作用的基因受到抑制，使其无法表达，尽管还有些活跃的蛋白质一直试图按下"开关"。相反，有些修饰可以使基因一直处于活跃状态，不用蛋白质来按下"开关"。

表观遗传修饰的一个基本功能是使机体适应其所处环境的特殊条件。它通过控制基因表达，使细胞的新陈代谢和生理机能适应具体的环境。许多表观遗传修饰是按照特定基因程序的规划产生的，所以这些修饰是不可避免的。但是还有其他一些修饰是对环境因素的反应！换言之，环境通过表观遗传修饰直接控制我们某些基因的表达方式。一旦形成，一般就会持续很长时间，很有可能持续终生。最近有很多研究表明，这些环境因素中也包括社会、家庭和教育因素。所以在这本关于塑造大脑的书中也很有必要谈及这一话题。

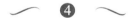

令人惊奇的是，重要的表观遗传重塑出现在大脑发育时期，尤其是在胎儿期和青年期，这些时期与大脑各区域的不同神经元的建立，特别是学习活动紧密相关。上文中也曾提过，学习活动不仅可以通过神经可塑性影响大脑中已存在的具体神经联系，它还影响着我们某些基因的工作机制。就像用纸折蝴蝶结的过程中，我们决定裁去一小片纸（请记住这个贯穿全书的比喻，基因组成了生物基础的一部分，正如这张纸的尺寸和形状）。我们裁剪的纸片不同，也会得到不同样子的蝴蝶结，但是也有可能最后折出的蝴蝶结会缺失重要部分。反映在大脑基因工作机制上，发生在一个人生活中的某些事件有利于一些表观遗传修饰的产生，通过影响特定基因的工作机制，以某种方式影响这个人的心智能力。这些表观遗传修饰改变了大脑构建和重建的基础，即塑造大脑的"特殊纸张"。下面我们来看一些从科学文献中摘录的具体例子。

之前我们提到过环境与基因表达的相互作用可以调节大脑（事实上是人体内的任何一个器官）的构造和功能，使其与人具体的发育环境相适应。我想说的是，我们不应该将这些改变视为一种负面影响，而应该把它看作一种由自然选择产生的生存机制。这个道理很简单。如果一个人生活在食物资源富含脂肪的环境中，那些参与脂肪代谢活动的基因就会更活跃。因此，表观遗传修饰使这些基因发挥更大的功效会是件有益的事情，长期来看有利于个体在这种环境下的适应和生存能力。所以，这个机制可以在不改变基因信息的条件下将环境因素也加入到基因表达中。

　　在这种情况下，题目中的"环境"也应该包括与学习或行为相关的社会环境因素。举例来说，人们发现巩固记忆的过程的不仅仅有神经可塑性机制的参与，与神经可塑性相关的基因的表观遗传修饰也与之有关。我们的基因在儿童时期最倾向于出现这些表观遗传修饰，因此，通过对那些优化海马体（记忆中枢）功能的基因进行一系列表观遗传修饰，在这一时期训练记忆能力会使人受益终生。事实上，记忆是一个包含很多阶段的过程，首先需要整合海马体内的细胞（近期记忆），然后这种记忆会通过"系统整合"的方式被"下载"到大脑皮层（久远记忆）。两个阶段都有表观遗传修饰的参与。

　　我曾强调过，表观遗传修饰通过调控影响大脑活动的基因表达影响人类行为，而这些变化大部分都是在童年时期出现的，如同一种使个人行为与其所处的社会、文化环境相适应的机制。科学文献中所记录的大部分例子都比较令人难以接受，因为它们都与痛苦的环境条件相关。当然，这些都是一些极端的例子，但是也正是因为如此，在生物医学领域它们也引起了人们的浓厚兴趣。然而，这些例子也使人认识到环境与生活中的偶然事件对与我们精神活动相关的基因运转非常重要。

5

2009年发表的一项重大研究显示，童年遭受虐待会导致表观遗传修饰，进而影响糖皮质激素受体基因。糖皮质激素是一种可以帮助抵抗压力的神经激素。而这些表观遗传修饰会减弱这些糖皮质激素受体的功能，从而会导致抑郁症的患病倾向上升以及青年和成年期出现暴力和自杀行为的概率上升。这些表观遗传变化一旦产生，就很难再逆转。换言之，由于生活经历的不同，一个天生能够理性对抗压力的人在面对压力时也可能会出现完全不同的反应。如果我们将折纸作为例子，从纸上裁减了一部分，最后的作品也会发生变化，或者说被破坏了。目前还没有明确的科学依据说明仅仅一次随机事件就可以产生像这样的表观遗传修饰，但是，毫无疑问，日积月累的影响也很巨大。我认为结论已经很明显了：社会环境和偶然事件对任何人的成长都十分重要，因此我们需要时刻警惕，避免异常状况的发生，尤其是避免重蹈覆辙。

我们再来看看其他例子。2010年，人们认识到童年环境会直接影响与攻击行为相关的基因表达。人们还发现童年创伤会使一种叫作FKBP5（FK506结合蛋白）基因产生表观遗传修饰，这种基因与创伤后压力症易感性相关。在这种情况下，这种修饰也会影响免疫系统和与压力相关的内分泌系统的功能，以及管理该功能的大脑区域。另外，这些修饰的影响也取决于每个人不同的基因变体，根据不同情况，影响有大有小。2012年，人们发现遭受欺凌儿童的皮质醇基因（另一种调节压力的神经激素）会发生表观遗传修饰。同样，滥用药物也和改变大脑功能的某些表观遗传修饰相关联。无论如何，这都使得一个在提倡或压抑攻击行为的文化环境内成长和接受教育的人在成年后继续保持其行为模式，因为面对压力时低下的调节能力使他们变得更加冲动。但不仅如此，因为神经可塑性也是按照基因程序的设定加入到大脑的生理结构中的，所以这个恶性循环很难被打破。但是，就像本书第一部分结尾所说的，如果自觉调节我们大脑的神经联系对我们的心智能力大有益处，可以帮助我们提升彼此的幸福感和尊严，那么摧毁这种恶性循环也是很有必要的。

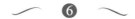

以上事实都基于与生平经历及表观遗传修饰相关的精神

方面的研究，类似的例子还有很多，我就不一一赘述了。显然研究并没有直接对人类进行实验，而是一直在小鼠身上进行实验，它们也有一定的社会生活（尤其是雌性，雄性相对而言不太合群且领地意识较强），也可以算作是我们的进化"表亲"（类人猿是我们的进化"血亲"，啮齿类动物则可以算作进化"表亲"）。比如，一项以小白鼠为实验对象的研究显示，母亲的养育对引导具体行为的表观遗传修饰具有重要影响。注意，我说的是"母亲"而非"父亲"，因为这一物种的雄性不参与其后代的养育过程。但是如果我们把这个例子放到人类身上，父母双方都包括在其中。

雌鼠都拥有一定的社会生活。它们之间联系紧密，会一起玩闹，甚至有时候会互相帮助抚养后代。它们也会和幼鼠玩闹，给予它们食物和温暖，因为幼鼠刚出生时非常弱小，没有毛发来保暖。雌鼠喜欢温柔地轻咬幼鼠，和它们滚地嬉闹。2007年，有人进行了一项非常有趣的实验。他们将刚出生的幼鼠和母亲分开，进行人工喂养。他们还给幼鼠盖上一条暖和的小毯子，就像母亲给予它们温暖一样。也就是说，幼鼠们"仅仅"被剥夺了和母亲的玩耍时间以及这种母亲给予的"温柔"。进入成年期后，其中雌性表现出的母性本能就不太明显，而雄性（上文中我说过这一物种的雄性没有显现任何父亲的本能）就会变得更加冲动好斗。起初，人们可能会认为这种现象仅仅跟学习有关，因为它们没有相关的学习经历，导致没有针对大脑神经的塑造。当然，肯定有学习方面的原因，因为这些老鼠在幼年时期具有一定的学习能力，但是剥夺母亲养育而产生的影响也十分深远。人们发现幼鼠缺乏母亲关注会导致一些表观遗传修饰的出现，而这些变化会影响到和抗利尿激素及催产素相关的基因。抗利尿激素就是人们一般所说的"恐惧激素"，因为它管理着我们大脑中这一主要情绪。这种激素也与攻击性、压力管理、社会行为以及伴侣关系相关。催产素则与母性本能和社会行为相关。高水平的这种神经激素使我们能够信赖他人、减弱恐惧感以及更偏向亲社会慷慨行为。催产素也与伴侣之间的结合感和所谓的"浪漫爱情"相关。

人们还发现老鼠的抗压能力和促肾上腺皮质激素释放因子（CRF）基因的表观遗传修饰有关，这种基因参与促进肾

上腺皮质激素的释放，也作用于其他与压力有关的神经激素。说到压力，人们也发现，老鼠在孕期母体应激促进了脑源性神经营养因子基因的表观遗传修饰，我曾说过很多次，这种基因和神经可塑性息息相关。这意味着在孩子出生之前，母亲的行为，不仅是饮食和摄入有毒物质，也会影响到孩子未来的学习能力和神经可塑性。尽管以上三个例子都是啮齿动物，但人类和啮齿类动物高达95%的基因相似性也让我们怀疑人类是否存在类似的机制。

无论如何，环境通过表观遗传修饰来调控基因表达，包括大脑活动中与行为方面相关的基因。而这种影响或许会持续很久甚至是终生存在。从这个意义上说，人们发现性别认同的某些方面也归因于表观遗传修饰。本书开篇提到，塑造大脑给我们提供了很多机会，比如我们后代的教育和我们自身教育方面的机会（我马上就要谈到这点），但是我们同时也承担了很大责任。这一章中，我们已经了解我们的行为和态度如何影响着他人与大脑活动相关基因的功能性，反之亦然，但这也绝不是什么"冤冤相报的借口"。

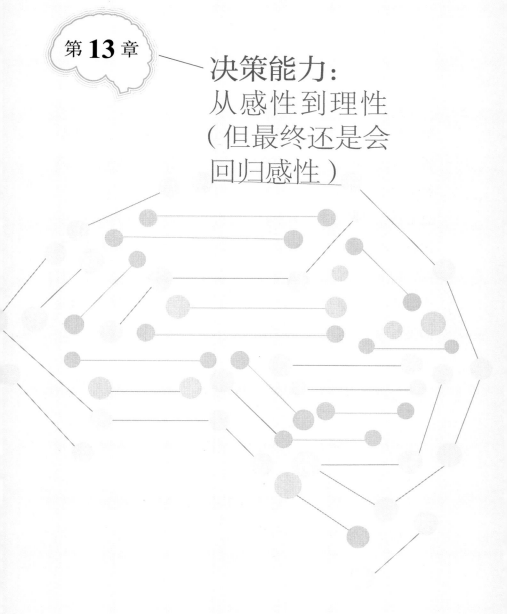

第 **13** 章

决策能力：
从感性到理性
（但最终还是会
回归感性）

让我们来做一个"简单"的反思练习，想一想最近购买的一件非生活必需品。注意，我强调了"简单"，因为或许听起来这不像是个复杂的事情，但一个诚实的反思过程一般都不简单。其实，我们最复杂的精神活动就是自我认知，它总是藏在对自己先入为主的认识和不可避免的情绪之下，我们也总是无意间被这些情绪所左右。我们为什么要买这件东西？如果当时有多种选择，为什么我们偏偏买下那一件？什么促使我们做出了那样的选择？这个选择是理性而符合逻辑的吗？

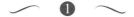

　　人们常说理性思维起源于公元前6世纪的希腊，它反映在哲学的诞生和发展中。许多人把它归因于一种"希腊天赋"。然而，其实它是当时历史、商业、文化和宗教背景推动下的深刻社会变革的结果。关键在于，那些希腊的思想家们是以理性的思维进行分析，而不仅仅是感性，就像通常我们遇到任何新情况，尤其是我们感觉这种情况对我们造成威胁时会感情用事。理性与感性是我们心智能力中差异很大的两方面，由不同的大脑区域管理，但是二者之间联系紧密，很难脱离一方面去分析另一方面。接下来我们会发现，这两方面都取决于大脑塑造，也就是说，根据不同的教育、家庭、社会、文化等环境，我们会建立不同的神经联系，而这些联系将决定哪种思维会占上风。也就是说这些联系会使得理性与感性之间的关系更复杂，或者说会增强或减弱有意识地区别这两方面的能力，或者说以一种明显的方式增强或减弱对两方面区别对待的能力。

德尔斐的希腊阿波罗神庙修建于公元前4世纪，在一座可追溯至公元前6世纪的神庙遗迹上，"认识你自己"的箴言就被镌刻在前殿。古典作家们认为这句格言不应只被理解为理解自己的行为和思想，它也意味着理解他人的行为与思想，同时考虑到共同的人类本性以及人类必要和有益，有时矛盾而复杂的社会生活。"认识"的意思是对事物或它的特征有或多或少的了解。所以"认识你自己"是以反省和反思的方式看待和分析我们自己的内心。这种对内心的分析需要自我批评的能力，同时也可以促进自我批评的能力。自我反思可以带来内在自由，自我分析可以促进内在自由。这大概是我们在塑造大脑过程中最深入的体验。我曾强调过很多遍，研究大脑构建过程和运转方式最重要的方面之一就是它能帮助我们更加了解自己，知道我们为什么做某件事以及为什么我们拥有各自的行为方式；总之，它让我们深入了我们精神活动的源头。当我们谈及自己的精神世界时，我们自认为自己是一个"理性"的物种，但是，我们真如自认为的那般理性吗？

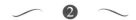

多项研究对大脑进行监测，想了解我们做决定那一刻大脑哪些区域最为活跃。这些研究反复表明一个我们本能已经知道但总是难以承认的事实——当我们做决定时，无论这个决定重要与否，大脑最活跃的地方都是情绪中枢——杏仁核，而非掌管理性思维的大脑皮层。想要提升自我认知，我首先得谈谈有关情绪的问题。

从认知神经科学的角度讲，情绪是一种预先决定的行为模式，因此在我们没有意识到的情况下就可以被触发。换言之，尽管我们可以控制情绪的后续发展，但无法控制情绪的出现。尽管感觉建立在情绪的基础之上，但两者并不是一回事。感觉来自我们所感知到的合理化的情绪，所以感觉在情绪之后出现，尽管只是晚了几毫秒时间。情绪来源于杏仁核的活动，杏仁核是大脑的原始构造。其功能是促进对任何外部情况的快速、自动的反应，这些外部情况暗示着当下状态的实质性变化。例如，涉及某些人身危险的情况会使我们产生恐惧或攻击性情绪（是的，攻击性是一种简单情绪），根据影响方式的不同，社会矛盾也可能激发攻击性，触发悲伤或愉悦情绪。

首先，人们定义了六种基本情绪：愤怒、厌恶、恐惧、快乐、悲伤和惊讶。然而，就像三原色（蓝色、黄色和红色）可以调出其他所有颜色一样，不同的基本情绪互相组合也可以产生多种不同的情绪。2014年，一项研究通过眼神与表情总共分析出了22种人类情绪的表达，其中包括"又惊又喜"或"带着愤怒的不悦"等。另外，情绪往往与心情、脾气、人格、性情和动机交织在一起，而这些精神生活的方面涉及大脑许多区域。

也有人将情绪分为积极情绪和消极情绪，但是这种分类方式具有很强的主观性，与其现实功能并不相符。或者从生物学的角度看，它并不能反映情绪的适应性。所有情绪对个体的生存都必不可少，所以它们组成了所有脊椎动物大脑最原始区域的一部分。它们本身并不是积极的或消极的，也不能以好坏论处，只是它们都必不可少。

想象一下，我们大晚上正在一条漆黑的小巷里行走。突然，我们看到一个黑影快速向我们身旁靠近。如果有什么危险，我们得对当时的情况进行理性分析，我们得想清楚黑影是从哪儿冒出来的，它对我们意味着什么，然后再决定最合适的行动方案，可是当我们评估完所有情况后就为时已晚了。而情绪完全是自动和下意识的，它的出现比任何理性分析都快得多。因此，当大脑感知到移动的黑影时，杏仁核就自动活跃起来并快速而高效地产生一种情绪。这种情绪有可能是恐惧，可以刺激我们的双腿以便快速逃跑，也有可能是攻击性，让我们的身体进入战备状态。关于这两种情况，英语中有句很有趣的话，fight or flight，直译过来就是"战斗或逃跑"。

❸

正如我所说的，我们无法控制情绪，情绪就是自然而然产生的。然而，情绪一旦产生，杏仁核也会向掌管理性的大脑皮层发出一种信号。我们可以意识到这种信号，对当下情况进行权衡并做出适当的反应。如果黑影只是几个在玩耍的孩子，那么他们对我们就不构成任何威胁，我们就可以放下之前因情绪而下意识产生的戒备。

但是由于多种原因，情况并非总是如此。首先，这种理性受制于每个人的冲动性。根据认知神经科学的定义，冲动性指的是在未事先考虑我们的行为可能导致的后果的情况下，对可能造成威胁的外部情况或个体内部刺激做出意外、快速和过度反应的倾向。在讲到基因的时候我曾提起过冲动性，从基因基础（以折纸为喻，基因基础就相当于纸）上讲，有些人天生就比其他人更加冲动。

作为一种认知方式，冲动与反思恰恰相反，后者是理性思维和自我认知分析的基础。某种意义上来说，冲动只是情绪反应的一种主要表现。因此冲动的人需要更长时间来对情况做出理性分析，而他们的决定也更倾向于受情绪支配。

然而，这并不仅仅是基因的问题，而且远非如此。经验和学习，即塑造大脑的过程起着不可替代的作用。

❹

学习基于大脑各区域神经联系的建立和增强。其中作为记忆中枢的海马体尤为突出，出人意料的是，杏仁核也是如此。所以任何与情绪相关的学习活动会在大脑中保留更长时间。这是教育（或者说神经教育）中一个比较关键的概念，即大脑功能的知识在教育策略中的应用。任何在教育环境下实现的学习活动都应当考虑到情绪的作用，或者说，都应该强调快乐、激情和动机的作用，使学生从学习中获取最大益处（在下一章我将会谈及其中某些话题，比如动机）。当然，可能也有人说恐惧也是情绪的一种。确实如此，所以任何让我们感到恐惧的事也会留下难以磨灭的印象。我们也可以利用恐惧情绪来进行教学，而长时间以来人们确实也这么做了：因为害怕受到惩罚而学习。但是，这也是教育学和神经科学开始发挥作用的时候。当然，带着恐惧情绪学习意味着会通过塑造大脑建立特定的神经联系破坏对继续学习和享受学习过程的渴望。它或许也意味着缺乏足够批判能力的压迫式学习，这与本书第一部分结尾所提到的人类尊严是相悖的。

从这个意义上来说，利用仇恨进行教育也是有可能的。仇恨也是一种情绪，如果长期保持这种仇恨，大脑结构中也会留下重要的痕迹。这是极权主义政权和狂热分子一直使用并仍在使用的策略，即仇恨差异，仇恨"其他人"。一个人在刚出生不久就要学习的事情之一就是区分"自己人"与"其他人"。从个人和集体的角度来说，这是生存的要求。而从物种角度看，我们人类是具有领地意识的群居动物，对其他人产生仇恨并不是件难事。怀着仇恨学习有可能会导致向狂热主义学习，这与理性也是相悖的。

反之，充满动力地快乐学习意味着保持继续学习的渴望，不仅能够享受学习成果，还能享受学习过程本身，由于学习过程得到了进一步加深，最终会建立更多的神经联系，在执行控制和决策方面，大脑也处于最佳状态。这意味着获得了个人自由，需要说明的是，大脑的执行功能包含控制和调节其他能力和行为的所有过程。它们对引导实现某个具体目标是必不可少的，同时在必要情况下允许对行为进行监测和改变。它们也使人能够预料到行动的后果，适应一般情况下社会和环境状况的变化。这或许是本书最重要的结论之一。

5

让我们再回到情绪和理性思维上来。每个人成长和发展的家庭、社会、文化、教育环境不同，生活中所遇到的各种意外事件也不同，所以学习活动也会存在差异，而这一点也反映在掌控情绪的方式上。生活在暴力和恐惧笼罩的环境中，会使人更易出现攻击或逃避情绪，冲动性更强（因为冲动情绪往往伴随着冲动行为）。反之，生活在情绪更为安稳的环境中会使人更善于反思，使人更容易信赖他人和自己，这无疑也会增强个人与社会的尊严。再次强调，神经可塑性对我们的心智能力至关重要，即使是在最自动和最前意识的功能（例如控制情绪）中也是如此。

理性思维又包含哪些内容呢？我们很难剖析这一点，因为理性思维由大脑皮层掌控，而这一区域管理着人们最复杂的精神活动。我也曾说过，大脑皮层是我们跟其他动物差别最大的一片区域，它使我们的精神活动发生了质的飞跃。许多关于情绪的研究数据都可以在其他动物身上得到验证，从而可以帮助我们了解人类的情绪。但是这在理性思维的研究上就行不通了，或者说至少它们的复杂程度并不在同一个层面上。人们将理性思维划分为两类：演绎推理和归纳推理。演绎推理是从各种已知条件推出结论。比如，有人告诉我，"情绪都属于前意识的行为"以及"攻击性是一种情绪"，那我会推断出"攻击性属于前意识的行为"。（顺便一提，"攻击性"与"暴力"的区别在于，攻击性先于意识存在，而暴力则是有意识的攻击性行为）。在演绎推理的过程中，大脑许多区域都活跃了起来，包括大脑皮层各区域以及位于大脑下方的基底神经节。基底神经节参与学习、认知、情绪等其他过程，比如自发控制运动和日常行为。正如我在本章开头所说的，理性与感性相互联系，将二者区分并不容易。

　　而归纳推理则是通过分析个人经验来推断出更广泛和普遍的原则。比如，有人告诉我，"攻击性是一种前意识产生的情绪"，"快乐是一种前意识产生的情绪"，以及"恐惧是一种前意识产生的情绪"，那么我就可以推断出"所有情绪都前意识产生"的结论，尽管前文并没有提到所有情绪。在归纳推理的过程中，前额叶背外侧皮层最为活跃，它参与了整合信息、运用规则、产生假设以及恢复旧知识的过程。大脑皮层的其他区域也很活跃，比如参与演绎推理过程的基底神经节。

6

综上所述，商业广告、政治运动以及社会提议依靠更多的是刺激大脑的感性而非理性的部分，对这一点我们无须大惊小怪。但这也并不意味着在任何决定背后都不存在理性的思考。这其中确实包含理性思考，但是感性的影响是巨大的，尤其是在冲动和反思之间前者占据上风的情况下。因此，再次强调塑造大脑的重要性与责任：通过家庭、社会和文化各方面的教育，人们会更善于思考（更加理性），但也可能更加冲动，被情绪支配而不计后果。换言之，增强大脑可塑性可以帮助我们更自由地做出选择，或者说减少我们选择的限制条件，就像读者所期望的那样。

但是这并不意味着大脑需要通过文化传播的基本参考要素，这些要素就像将船固定在合理位置的锚，同时它又允许船只随着波浪的大小和节奏运动。许多参考要素都以教条的形式呈现，它的原则看似正确、确定不变且不可否认，没有任何逻辑推理的支持，但我们的大脑由于一些显而易见、确定不变且不可否认的社会和文化条件，将这些参考要素视为有逻辑推理的支持。于是，这些有可能包含宗教、社会和文化元素的教条在大脑的感性区域发挥作用。所以，人们常说教条是占据人们思想的观念，而不是人们的思想所拥有的观念。这些教条是我们社会观念的中心，但是它们并不是大脑塑造和反思的优良成果，不能帮助我们理解它们的相对性，于是我们的思维无法变得足够灵活来以合理的方式适应变化，使得我们被这些教条盲目占有。用缆绳牢牢固定住船只使其不会随海浪的节奏摆动才是防止船只沉没的最佳方法。

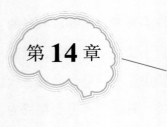

第 **14** 章

我是谁?
对意识和自我
意识的深度思考

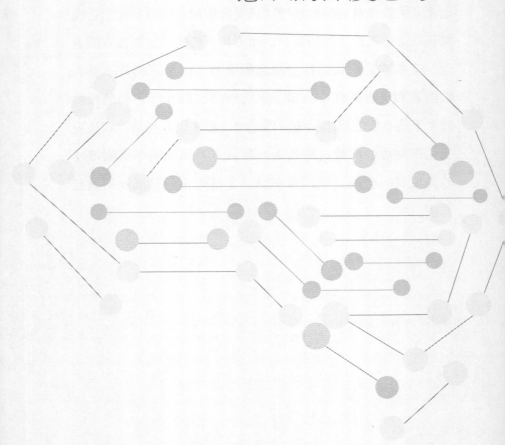

想象一下，在一个阳光明媚的早晨，闹钟响了，阳光洒满我们的房间，温暖我们的肌肤。我们闻到了咖啡的香气，必是那个特殊的人为我们准备的。很抱歉让各位失望了，但是说实话，我们必须承认这一切都不存在。这一切只是我们思想的产物，是大脑编造的幻想，使我们可以正确地、综合地，尤其是适当地来感知我们周围不同形式的能量和物质。要是没有大脑，你就感觉不到阳光，阳光只是电磁能，你就感觉不到咖啡香气，香味只是挥发性颗粒，甚至使那人如此与众不同的属性也只是由大脑某一特定区域（负责情绪管理的杏仁核）产生的简单行为模式，这种模式先于意识存在。感官已经捕捉了所有信息（闹钟的声音振动、电磁辐射和挥发性颗粒）并将其传输到大脑的特定区域。于是，这些都被整合成了一种融入个人推断的独特感觉，这些个人推断也来源于之前的记忆与经验。尽管，我们只意识到了这整个过程的最终结果。

❶

现在，让我们更系统化地看待这个问题。意识是一种精神状态，它使我们能意识到周围和自己内部所发生的事，而不是我们在睡觉或无意识状态下所发生的事。不过即使是这样，某些，或者说许多精神活动都先于意识自主产生，我们也无须特意寻找或刺激这种精神状态，这就是意识和自我意识的区别所在。比如，我们常常发生这种情况，感觉正走在回家的路上，突然家门就在跟前了，但是我们完全说不出或想不起来一路上碰到了谁或者在哪个路口等了红灯。我们总是在大脑前意识的"自动导航"下自动行走，大脑"自动导航"能够让我们辨别红绿灯和复杂的道路等，大脑会整合所有信息，让人做出连贯的反应，但这并不是出于自我意识。

其实，所有前意识的活动对我们的生存都至关重要，因为前意识可以使日常的精神活动自动化，让我们对日常环境的变化做出快速而相对准确的反应。这使大脑从这些通常来说无关紧要的活动中摆脱了意识的"负担"，从而可以专注于其他任务。我们不应该低估这些前意识的精神活动，在上一章有关情绪的具体例子中我们也提到过这一点。比如，当我们觉得人身安全受到威胁时，前意识能够使我们不经任何理性的分析立刻快速撤离险境或者捂住脸，立刻启动自身的防御机制。如果理性分析当下情况之后再行动就很有可能为时已晚。

　　即使在我们什么也不做什么也不想的时候，我们的大脑仍然保持很强的活跃性，它可以不停接收和理解源源不断来自环境的信息，并根据这些信息做出适当的反应。

　　意识是一种定性状态而非定量状态。比如，我们不能说我们对一种体验的认知是另一种体验的两倍。另外，尽管有多种不同成分活跃地参与其中，意识总是以整体的状态呈现。就其本身而言，意识很大程度上是虚幻的，因为大脑处理各种不同的感官刺激及其变化的速度不同。大脑融合并理解了这些经过处理的感官刺激和变化，最终为我们提供了一种与现实一致的独特感受。让我们来看一个例子。按照视觉序列，人眼感知颜色变化比感知运动变化要快75毫秒。然而，与视觉相关的大脑区域将这些信息整合为一种独特而连贯的感觉。当我们看到一辆红色汽车快速从一面蓝墙前经过时，我们会觉得墙的一部分从蓝色变成了红色，之后我们才能看到汽车开过去。这个大脑的小把戏和信息操纵有关。其实，很多魔术把戏也利用了这一意识的特性，使观众相信一些事实上并未发生的事，并且在他们眼皮子底下隐藏一些确实发生的事。

当我们看到一幅模糊图像时也会发生同样的事情。大脑的视觉皮层会基于先前体验，在当时理性和感性的双重背景下重新理解此图像。而这张经过"加工"的图像就是我们最后所看到的图像，尽管这个结果与事实并不完全一样。大脑不仅试图尽可能准确地表现事实，还促成与之前认知的事实产生相一致的反应（其实这是教条的前奏）。因此，任何情况下目击者的证词，无论多么"真实"，都不一定总是与事实相符：每个人看到的事实都基于他们自己的"认知方式"。换句话说，我们通过家庭、文化、社会和教育获取认知，而我们对世界的认知通过塑造大脑过程中建立的神经联系决定着我们对未来的期许以及我们建设未来和造福后代的方式。

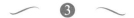

　　然而，具有意识并不意味着具有反思自己的思想和想法的能力，人们只是将意识视为大脑功能的产物。因此很有必要将意识和自我意识（也有人将其称为"元意识"）区分开来。自我意识是让我们知道自己具有意识的精神过程。自我意识使我们能够反思自己的思想和想法，让我们以批判的方式分析我们的内心世界和自我，牢记自身的存在，让自己不那么冲动。自我意识赋予我们超凡的能力去认识世界，并对其中的新事物和不确定性做出相应的反应。因为自我意识能使我们改变那些前意识存在的行为模式，自我意识让我们反思感知到的现实是否真实。我们的大脑为了让感知与其他感官信息、先前经验、欲望和期望相一致，会重新诠释现实。因此反思会让我们认识到我们在多大程度上重新诠释了现实。上段内容也提到了这一点。

　　从进化的角度看，在自然的选择下，人类的自我意识不断增强。这是我们在日益复杂的社会中感知自己个性的方式。在社会中，我们具有融入感和参与感的同时，也有必要感知到自己的独特和个性。换句话说，自我意识使我们能够适应社会生活，并且在从中获取利益的同时，为社会的稳定和变化做出贡献，使我们能够在不损失个体"自我"的前提下建立集体"自我"（或者相反，使我们在不损害集体"自我"的前提下增强个体"自我"）。

自我意识是否存在于某个具体的脑区呢？其实自我意识涉及了多个区域，每个区域都需要参与其中，仅仅靠某一个区域是远远不够的，因此意识存在于活跃、动态和波动的神经联系中。当其中的任何大脑区域收到相应的感官刺激都会向丘脑发送一种信号，丘脑可以"决定"或"区分"哪些刺激十分重要以及哪些刺激微不足道，重要的就受到注意，不重要的就被忽略。丘脑就像是火灾的烟雾探测器，只在监测到一定量的烟雾时才会发出警报。唯一的例外是嗅觉刺激，从进化的角度看，嗅觉是最原始的感官刺激，因此跳过了向丘脑发送信号这一步骤。所以尽管我们并没有意识到，气味也是十分重要的。

丘脑与许多大脑区域相连，尤其是前额叶皮层，与活动及推理、规划和决策能力相关。丘脑也直接与海马体和杏仁核相连，如前文所述，海马体和杏仁核分别是掌管记忆和情绪的中枢。丘脑与这二者的联系为感知意识提供了先前的体验和情绪状态，使丘脑根据先前的体验和每刻的情绪状态对接收的信息进行优先级排序。比如，过生日看到生日蛋糕惊喜的时候，我们觉得自己年纪太大了与我们想要同亲爱的人一起分享喜悦这两种情况下的感受是不同的。只有如此，那些被优先甄选出的信息才能传输到最终能够使人清醒明白并理性思考的大脑皮层。没有这些步骤，自我意识在生理上就无法实现。所以，人们称丘脑为"意识的门槛"。然而，正如我一直所说的，这本书最重要的主题内容在于，这些区域之间建立的神经联系不仅仅取决于大脑的基础构建，还取决于它们与周围环境和先前经验的关系。也就是说，从塑造大脑的过程开始，每个人的"意识门槛"就有所不同，情绪和理性在决策和大脑执行控制过程中的影响也不同。

　　我还想向大家介绍一些相关研究，我第一次了解到这些研究的时候深感惊讶。2004—2015年，在各种专业期刊上发表的40多项研究都表明，思考个人本身的意识、审视自己的内心世界、面对同一问题想象不同情况及各种解决方案以及

冥想这样的简单行为会改变大脑的神经联系。思想本身改变了它在大脑中的位置！就像每次下雨时，河道都会发生微小的改变。对精神活动本身的思考刺激了某些脑区，最后塑造了大脑，这个过程十分有趣。

人们发现大脑每天都会有意识地休息一会儿，其间不会唤起任何记忆或规划任何未来的行动，一种称为"右侧中央后回"的区域发生了微小的改变，这个区域将大脑中的感觉中枢和运动中枢相连。其中发生改变的还有前扣带皮层，它与注意力控制区域的功能优化有关；前额叶皮层和额叶皮层，有增强意识控制的作用；杏仁核，产生情绪反应；整个扣带回皮层，涉及奖励预期、共情、决策和情绪控制，同时还促进了神经联系中与海马体、杏仁核和眶额叶皮层的联系。其中，海马体和杏仁核分别是记忆中枢和情绪中枢，眶额叶皮层则与做出决策的认知过程有关。冷静思考和让思想缓缓流动对大脑十分有益。有人把这称为"冥想"，但这个活动不需要什么特殊的技术。这是一种我们只要坐着什么都不干就能获得的乐趣，与自己和解，让我们的思想在此地此刻自由流动，无须专注于任何事情，在沙滩、草原，哪怕在自己家里，都可以冥想。它不仅是一种帮助我们平静思想的放松方式，还对塑造大脑做出了贡献。

人们也发现，这种所谓的冥想也对某些基因的表观遗传产生了影响，比如具有消炎和抗压功能的RIPK2和COX2基因，也都对学习和记忆机制产生了有利的影响，因为学习和记忆机制恰好都建立在新联系的形成和现有联系增强的基础之上。身体的协调性、注意力和意识也得到了增强，所谓的"认知灵活性"也有所增长。认知灵活性是一种在同样情况下做出不同反应的能力（在第16章我会深入讲解这个概念），有利于控制情绪，减少压力。它也能够增强共情能力，优化做出决策时的认知过程，这一方面也和上述内容相关。

然而不得不说，所有这些改变都很微小（没人期盼有奇迹发生，因为奇迹并不存在），但是这些微小的改变已经足够使我们享受意识的作用并获得生活品质，例如减少压力，对情绪和个人决定的掌控能力更强等。总而言之，这些改变可以让我们拥有更多的个人尊严和自由。自身大脑的塑造并不仅仅掌握在我们的手中，它也取决于我们自身的思想。也许现在要解决的问题就是如何好好利用大自然提供给我们的机会。

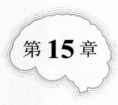

第 15 章

模仿与眼神的
力量

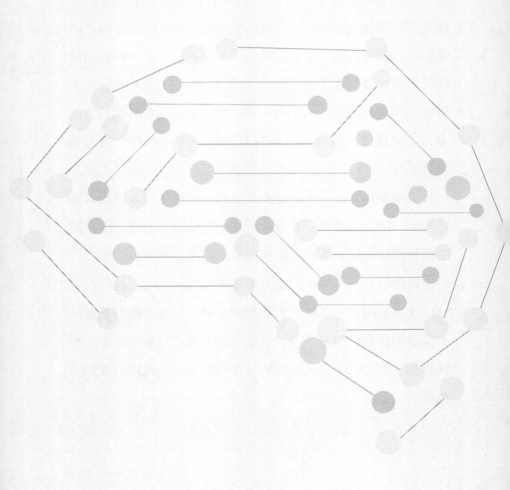

由于之前的章节内容信息量有些大，现在我来给大家介绍一个比较轻松的实验。事实上，我们出于本能学习新事物的方式就是首先进行实验，然后分析实验结果。出于好奇，我们会去体验所有对我们来说新鲜的事物，或者去回答一些同样出于好奇而提出的问题。好奇心永远伴随着我们，失去好奇心对我们来说是件坏事。没有好奇心，就没有创造力，动力与乐观也会不可避免地随之减弱。另外，好奇心得到满足可以使人不断获得愉悦感。我们不仅富有创造力，更重要的是，我们也是出色的模仿者。

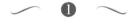

儿童总是出于本能想去体验新事物。家里有小孩的肯定立刻明白了我在说什么（要是还不明白，就去问问亲戚朋友或者邻居）。想象一下，如果我们有一个1岁的儿子或女儿，当我们工作结束或者散步后回到家的时候还带回了一件新物品。这件物品可以是任何东西，不要太大或太小，尤其不能是易碎、有毒或危险物品。我们就将它随意放在地板上，离我们的孩子不远也不近。各位觉得孩子首先会做什么？当然是向物品靠近！当孩子把东西拿到手，就立刻开始检查自己的"财产"了。孩子会观察它，触摸它，摇晃它，把它放进嘴里咬或者把它一次次摔向地板等。当孩子停止这个动作的时候，就会寻找小玻璃桌或者电视，看看能不能用这件物品在上面敲打出同样的声音……我们肯定也会在这时候阻止孩子。这就是一项纯粹的科学研究！我们就像这样逐渐学习并将周围所有事物的特征融入到神经网络中，而这个过程也包含了我们与他人建立联系的方式（毫无疑问，这个孩子很快就会知道不能朝玻璃桌和电视机砸东西）。我还会再谈到这个话题，因为这个话题还包含着创造力、动力和愉悦感的关键内容。

但是其实我想介绍给大家的是接下来这个例子。假如你试图通过做鬼脸逗笑一个刚出生几个星期的婴儿。在这个过程中，你要不停做鬼脸，很有可能婴儿会一直盯着你看（拜托，不要吓到婴儿，我们得牢记生活经历对大脑造成的影响）。婴儿不会错过看到的任何一个细节，最终，婴儿并没有像你期望的一样露出笑容，而是像你刚刚做鬼脸时一样伸出了舌头。你或许没能成功逗笑婴儿，但婴儿却模仿了你的行为。如果你的目的是逗笑婴儿，你自己首先得微笑！然后婴儿才会模仿你。我之所以举这个例子，是因为对婴儿来说，相较于其他东西而言，人脸最能激发他们兴趣，吸引他们的注意力。

出于本能，人类出生后不久就开始社交，而进行社交最好的方式就是观察其他人的面部，尤其（但不仅限于）父母的面孔。面部曲线和光影对比最能吸引他们。当然，他们最喜欢的部位还是鼻子，因为鼻子是脸上唯一凸起且他们无法控制的五官，所以他们总是用小手或者尖尖的小指甲去触碰鼻子。多项研究显示，出生36小时后，相较于其他陌生人的面孔，人类就已经展现出对自己母亲面孔的偏爱了，婴儿更喜欢先观察别人做的事，然后再模仿，比如，婴儿喜欢观察动物的行为和会动的物体。婴儿所有的行为都可以归为对同类的模仿。

模仿是学习最关键的方面之一，或者从广义上来说，它是家庭、社会、文化教育的重要方面之一，我在整本书中也反复强调了这一点。模仿在家庭和社会模式对儿童和青少年的影响上有至关重要的作用。而这种影响也会一直存在并伴随我们整个成年期。人类是天生的模仿者，我们模仿自己的所见所闻，甚至模仿我们自认为别人所感受到的东西。自出生起我们就会模仿，并且这种行为会一直持续下去。而在童年或青少年时期，这种模仿的影响尤为深刻。我们模仿我们崇拜的人，拒绝模仿我们不喜欢的人，但是哪怕我们不喜欢，最终我们有可能也模仿了他们一二。而我们也利用这一切创造了自己真正的个性，这种个性显然是独特而不可模仿的，尽管个性的许多方面有可能会被其他人模仿，但这并不意味着这种个性不是独特的。

人们可能会问，我们能从模仿中获得什么呢？答案很明显：向与我们有关的人学习以适应我们所处的自然、文化和社会环境。简而言之，如果一个老人或者在某个地方居住了很长时间的人表现出了利于他们在此环境中生活的行为，那为什么对我们来说不能是这样呢？所以，从生理上来说，大脑时刻准备好去模仿它所看见的东西。这方面显然与0~3岁期间初步建立的神经联系相关。正如我在第6章中提到的那样，这些神经联系不加区别地从环境中汲取所有信息，并将信息整合到大脑的功能中。0～3岁的幼儿的神经连接连同那些在胎儿期末形成的神经联系，共同形成了大脑的第一个"折印"。然而，我要再次强调，这种模仿能力伴随我们终生。根源在于大脑中一种叫作"镜像神经元"的特殊神经元。发现这种神经元的过程也特别神奇。

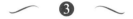

　　在20世纪末之前，一群研究黑猩猩神经网络的科学家获得了一个意外发现。他们彼时正在监测黑猩猩进行某项活动时，相关神经元的活跃状态。每次实验结束之后，他们会给黑猩猩一根香蕉作为奖励，促使它们积极配合实验。据说在一次休息间歇，一位研究员剥开并吃了一根香蕉。令人惊讶的是，记录黑猩猩神经元活动的传感器竟开始记录数据。然而，这些数据反映的并不是黑猩猩因为人类抢了它们香蕉而产生的"抱怨"情绪，而是和它们做同样动作时显示的数据一样。

人们在大脑中负责规划、控制和执行自主运动功能的"前运动区"发现了一组神经元，无论黑猩猩是自己进行某项活动或是观察别人做出同样的动作，这组神经元都具有同样的活跃状态。其实，这组神经元是大脑中一种可以反映他人活动的镜像神经元。这使黑猩猩能够模仿同类的动作，模仿是学习过程的一部分。这种学习过程渐渐塑造了黑猩猩的神经联系，建立了它们的行为模式，在这个例子中建立的就是运动模式。就像我在序言中提到的红毛猩猩幼崽，幼崽会模仿母亲将没怎么咀嚼的香蕉团成一个球以便在安全的树上静静享受。

4

我们人类也有自己的镜像神经元，其数量要比黑猩猩拥有的镜像神经元多得多。镜像神经元也不仅仅存在于大脑的运动皮层上，负责语言、共情、情绪、动力、注意力、理性和痛苦等的大脑区域中也有镜像神经元存在。所以，我们能在自己完全没意识到的情况下完美再现他人的动作和表情。如果各位有个处于青春期的儿子或女儿，或者回想起自己孩子处于青春期的时候，或许就会注意到他们和同伴之间相互模仿的行为，不仅仅是穿衣打扮方面，还包括他们的用语、表情、姿态等。很有可能你提醒他们注意到这点时，他们还会感觉到被冒犯。

　　镜像神经元不仅仅影响着我们学习走路或学骑自行车等体育活动的学习过程，还促进了我们所有的社会学习过程。对这些学习过程来说最重要的时期，或者说，学习成果得到验证的时期，就是青少年时期。伴随着模仿活动，这些活跃的镜像神经元也增强了我们的神经可塑性，促进了神经联系和塑造大脑。尽管这样的动作会重复多次，但某些神经联系会不断得到巩固加强，从而对我们成年后的行为产生影响。看到就是做到，或者就像人们常说的要以身作则。假设就在你告诉一个小孩或青少年要尊重别人几分钟之后（或之前），你就辱骂了一个挡路的司机，那么你教会小孩或青少年的仅仅是对别人不敬和虚伪。听起来确实就是这么回事。再次强调，所有一切都通过已经强化或被切断的神经联系慢慢形成在大脑中，逐渐塑造大脑。就像一滴雨水不能形成一场暴雨，一次对坏榜样的模仿也不会造成永久性的影响，永久影响总是建立在重复之上。但是我们也明白，就像如果我们最喜爱的衬衫上落下一点污渍，我们的理想计划就可能因此被破坏，某些涉及重要情感方面的情况也会影响到我们未来的行为。

毫无疑问，这种模仿能力对学习十分有利，起着不可替代的作用。然而，它也使文化、社会和家庭的刻板印象在人的大脑里根深蒂固，比如性别歧视、种族歧视和阶级歧视，所以我们有必要明白我们是否正确使用了这种能力。也就是说，我们得清楚在无意识的情况下，自己通过日常行为给别人树立了怎样的榜样。例如，如果一个孩子接受教育的环境具有暴力倾向、大男子主义、种族歧视或排外主义，他就会模仿此类行为。同样，如果一个人接受教育的环境旨在用和平理性的方式化解社会生活中不可避免的矛盾，这个人就会模仿和平理性的行为，学习这样的思想和化解方式。

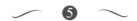

镜像神经元同样也对人类的另一奇妙的特点做出了贡献，这就是共情能力。如果我们能在脑中再现他人的情绪，

那么一旦我们了解了这些情绪的含义以及表达方式，当我们看到他人经历生理或精神上的痛苦、愤怒、恐惧、憎恶、温柔、无力感等情绪时，我们才能和他们"感同身受"，与他们产生共鸣。

不仅如此，镜像神经元甚至可以让我们在脑海中再现自己读到或听到的事情，就好像我们亲眼看到了他人的经历或者感觉实施行动的主体就是我们自己。2013年的一项研究也表明，阅读优秀的文学作品可以增强读者的共情能力，体内催产素的含量也会随之提高。催产素是一种神经激素，以其在分娩和哺乳中的作用而命名，不过催产素在社会生活和对他人的信赖中也发挥着重要作用。这种共情能力增强的说法来源于所谓的"心智理论"。

心智理论并不意味着心智是一种理论上的东西，心智是真实存在的，这里我们指的是通过一些重要数据推断出其他人想法的能力。即超脱于表象或是语言表达而去理解行为的可能性。当大灰狼告诉小红帽选择走另一条路是在玩游戏时，大灰狼真的是想要和小红帽一起玩吗？当韩赛尔与格蕾特的父亲带他们去森林散步时，他真的是想和他的孩子一起享受大自然吗？而当他抛弃他的孩子时，他在想什么？他有怎样的情绪和感受？大部分情况下，这些思想间的联系都很细微，却也十分明显。有人发现当我们读书或者给自己的孩子讲故事时，我们就是在通过镜像神经元训练这些能力。我们给孩子讲故事的时候，想向他们解释故事内容的这种意图也组成了我们心理状态的一部分，孩子也能察觉到这种想法，就像当他们要求我们讲故事时我们能感受到他们的想法一样，同时我们也会向他们解释故事内容，而很有可能他们也会一直问我们问题想要延长这种心理状态（这段时间可以在延长这种快乐时刻的同时，根据他们的问题预先证实我们的想法）。

不得不说，人们有必要学习情绪的含义以便正确表达情绪。如果社会和家庭环境中的情绪都隐藏起来，或者存在利用或嘲笑他人的情绪和感受的现象，人们就很难学习这种能力，利用和嘲笑他人情绪会导致儿童模仿这些毫无同情心的行为。

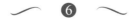

6

然而，这些镜像神经元的故事与大脑塑造的关系到此还没有结束。镜像神经元被发现几年之后，有人又发现如果它们所反映的活动包含在更广泛的情况中，这些镜像神经元也能够领会它。因此，当我们只看见了某个事件的一部分时，大脑也能够呈现一个整体的印象，并且推断出缺乏的信息。也就是说，镜像神经元不仅可以反映他人的行动，还可以通过一些重要的信息使我们进入他人的思想，来了解他们做出这种行为的背景或促使他们做出这种行为的意图。这其中也包括他人的心情、感受和目的，它们同样组成了这种意境的一部分。

镜像神经元在学习中的作用至关重要，它在家庭、社会、文化和教育等模式以及个人成长中的重要性也得到了证实。它也解释了在打破与传播刻板行为相关的社会惯性上遇到的困难，这些行为的传播也源于先于意识存在的模仿行为。然而，了解行为的动机，反思其中的原因与后果意味着我们可以通过塑造神经来增强个人和社会尊严，本书第一部分结尾也提到了这一点。因此，任何教育策略想要收获成效，都必须具有丰富的经验性，这种经验不仅涉及感觉与理性，还涉及模仿与相应的意境，以及目的与情绪，总结下来就是与家庭、社会与环境相关的方面。

7

　　模仿能力和心智理论带来的可能性都有深刻意义，以至于我们能从一个简单的眼神中获得海量信息，这些信息包括我们的感受、对事或对人的选择、目的等。从进化的角度来看，人们认为人类最重要的沟通和社交能力的一部分就在于我们独特的眼睛。如果我们去观察其他任何动物的眼睛，甚至是黑猩猩或红毛猩猩的眼睛，我们会发现它们的眼睛都是深色的。然而，无论我们的虹膜是什么颜色，我们的眼睛总是嵌在眼白中。所有哺乳动物的眼睛都有一种称为"巩膜"的白色外部保护层，但是面部肌肤完全覆盖了虹膜，只露出了一般为深色的虹膜和瞳孔。然而，人类的部分眼周皮肤处于缩紧的状态，从而使巩膜的一部分始终可见。围绕虹膜的白色部分赋予了我们眼睛极大的表现力，这种面部表情上质的飞跃能够传递大量信息，当然，面部其余部分的表情也对此做出了贡献。

　　视网膜捕捉到图像时，会通过视觉神经将图像传递到视觉皮层，视觉皮层会对图像进行重建和解释。奇怪的是，眼睛位于大脑前部，而视觉皮层的位置却恰好与之相反。这使得神经冲动经过这条路径时会穿过丘脑，在第14章中有解释过，丘脑这种大脑内部的构造具有评估哪些神经刺激值得引起注意的功能。神经冲动也会穿过作为情绪中枢的杏仁核以及作为记忆中枢的海马体。这使得对图像进行重建后，视觉皮层立刻将重建后的图像和情绪及之前的体验相关联，在丘脑的参与下评估重要性。

以上一切都说明人的眼神可以对他人产生巨大影响，反之亦然。为了使人信服，我们的眼神应与语言表达相一致，而整体表达应与我们想要传递的信息相一致。相反，我们交谈对象的镜像神经元也有可能先一步了解我们的想法。这一点对儿童或青少年来说至关重要，因为他们极强的神经可塑性和镜像神经元导致别人投射来的目光会影响他们大脑的神经联系。例如，如果总是向一个人投去同情可怜的目光，他就感到被低估，这种眼神会传递给他一种脆弱和自卑的感觉，而这也是他的大脑整合出的信息。于是他的性格和行为模式中就会包含这样的特征。如果总是向一个人投去轻蔑和否认的目光，也会产生同样的影响。相反，如果眼神中传递出的是信任和礼貌，就会刺激他人形成相应的性格特征。带有乐观、积极、快乐等含义的眼神也会有同样的效果。

尽管我们可能并不这么认为，但是，整个社会依赖于此。塑造大脑并非一个独立个体的过程。个人的眼神会反映在社会上，从而促进社会联系和社会行为的形成，最终促进了社会本身的运转。

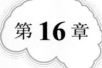

第 **16** 章

乐观主义
与社交能力:
从创造力到动力
(反之亦然)需要
快乐的物质

　　创造力，一个有魔力的词汇。行为层面来讲，我们跟其他灵长类动物最大的区别在于我们具备实践的能力和创造性思维。其他某些哺乳动物也组成了自己的社会团体，甚至互相合作，抚养幼崽。看来，即使黑猩猩也可以了解它们同伴的些许想法，因为有时候它们也会欺骗或误导伙伴以获取利益。例如，据案例记载，黑猩猩在靠近一根树叶繁茂的树枝时眼睛会望向另一边来误导同类，这样自己就可以独占这根树枝了。它们甚至还会利用自然界中的一些工具，比如用小木棍从蜂巢中蘸取蜂蜜（对它们来说是绝佳美味，也是蛋白质的绝佳来源），或是用石头砸开坚果。但是它们不会制作工具，只会从周围环境中寻找可利用的工具。它们也不会把这些工具保留下来以备不时之需。也就是说，它们并不会对未来有任何规划。而我们人类则会设想如何把一根木棍和石头结合起来做成一把锤子使自己的力量倍增。我们喜欢规划未来，也会进行艺术创作。艺术从表面来看就是一种没有任何实用性的文化创意展示，但是，各位不要被这种表象所欺骗了……

❶

之前的章节中，我向大家介绍了一个简单的实验。而接下来我要说的这个实验希望大家能耐心听完。假设你把你的孩子放在一个对他来说很无聊的环境中（什么地方都行），然后只给他们留下一瓶水，没有图书、玩具或其他任何电子产品，孩子自然会变得安安静静，无聊至极。然后你很快就会发现，至少在孩子的脑海中，那瓶水已经不是一瓶普通的水了，他会把它想象成自己在玩的任何东西：可能是一辆小汽车、一个洋娃娃、一辆小火车，或者除了一瓶水之外的任何东西。而如果他并不感到无聊，或许最好还是再想办法让他更无聊一些，因为"无聊"是创造性思维的源泉。没错，就是这个道理，但是我们得一步步来分析。首先，什么是创造力？

简单来说，创造力就是在两个毫不相关的元素间建立新的联系，就像把木棍和石头结合起来做成一把锤子，因为自然界中木棍和石头本来不会结合在一起。对大多数成年人来说，一瓶水就是一瓶水而已，除此之外我们再看不出任何特别之处。但儿童比我们更具创造性，他们可以把它想象成任何东西，根据当时脑海中闪过的念头建立任何联系并且将它付诸实践。说了这么多，我到底想表达什么呢？我想说的是创造力对我们来说并不是一种奇怪的思想，也不是一种像乘法表一样需要我们学习的复杂内容。创造力是我们人类拥有的重要特点。我们天生就赋有创造力，年龄越小，创造力越强。但是这并不意味着促使我们进步的实用性创造力就不需要随着年龄和经验增长而逐渐学习到的其他东西了。但是无论如何，儿童时期出色的创造力总是其他一切的基础。

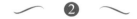

创造力被定义为一种能力。这种能力可以质疑假设、打破知识界限、认识表象背后隐藏的模式、以批判分析的方式观察周围环境并在明显毫不相关的事物之间建立新的联系。当我们拥有创造性的想法时，大脑前额叶皮层的某些区域就会活跃起来。记忆中枢海马体、掌管注意力的丘脑以及情绪中枢杏仁核也会参与其中，我们的许多精神活动也都有这些区域参与。人们发现一些基因变体或多或少促进了创造性思维，基因就相当于折纸过程中最开始所用的纸。当然，其中大部分基因都与大脑的功能有关。有些基因影响广义上的创造力，比如神经调节蛋白-1和血清素的转录因子。而其他基因只影响创造力的某个具体方面，例如影响语言创造力的DRD2基因、影响数字和图像创造力的TPH1基因以及影响音乐创造力的AVPR2基因等。以上仅仅是与创造力相关的一小部分基因。

　　然而，如果其中涉及了神经联系，那么大脑可塑性无疑会比这种天生的基因更能促进人的创造性思维，或者相反，对其造成损害。我的妻子是一名培训老师，也是一名生物学家，几年前，她回家后告诉了我一件发生在她学生身上的事。

　　那时，她是一名教小孩子的老师，那个年龄段的孩子在学校最常进行的活动之一就是学习物品分类。这一直是个富有创造性的过程，因为这让孩子学会理解表象以外的含义。例如，从表面上看，纽扣的唯一的功能就是把衣服扣起来，而对纽扣进行分类意味着要建立一些其他的分类标准，比如形状、拥有小孔的数量、大小、颜色等。我的妻子让她的学生对以下物品进行分类：铅笔、衬衫、鞋子、橡皮、裤子和一张纸。正如读者所想的一样，按道理，正确的分类应该是：衬衫、鞋子和裤子为一组（同属衣物），铅笔、橡皮和纸为一组（用来写字或画画的文具）。所有的学生都正确分类了这些物品，真棒！只有一个孩子跟别人不一样，他的分类结果是：铅笔、橡皮和鞋子为一组，裤子、衬衫和纸为一组。很可能老师（父母或其他人，甚至是整个社会）下意识就会说："哦，不！你错了，难道你没发现……"

3

人类是一种社会性物种，而社会生活组成了我们大脑基础程序的一部分。社会生活使我们在不失去自己个性的前提下融入群体，在互相合作的同时获取利益，使自己和同伴一同生存下来。所以，一个人从小到大，一生中能获得的最好奖赏就是社会认同。我们身边的人，尤其是我们欣赏的人认同我们的生活方式和行动最能让我们感到幸福。社会认同或排斥会刺激我们大脑的某些区域，包括掌管理性思维和情绪的区域等。请注意，假如一个儿童、青少年或是成年人试图解决某个问题，当成功解决问题后，他做的第一件事是什么？是向周围张望。为了什么呢？为了看看是不是过去了很长时间？为了确认自己的位置因为之前太过专注以至于忘了自身处何地？以上情况都有可能，但是他最重要的目的并不是这些，他望向周围是为了从他人的眼神中获得肯定与认同。

所以，2015年年中发表的一项研究显示，社会认同增强了背侧前扣带皮层的自主控制能力，这一大脑区域影响血压和心率调节的功能，还影响预期奖励、做出决策、调节共情能力和情绪的功能。换句话说，社会认同通过调节血压和心率，不仅增强了对认知过程的自主控制能力，还有利于我们的身体健康。

让我们再回到我妻子遇到的那个孩子上来。如果我们用赞许的眼神和鼓励的话语激发一个人的创造力，大脑中与其相关的部分神经联系就会得以保持和增强，因为这个人得到了社会的认同，这些神经联系就变成了对他有用的东西。最终，我们就能够促进创造力的发展。反之，如果我们轻视一个人的所作所为，他就会觉得自己做的事没有任何意义，涉及的神经联系也会减弱。如果当时老师（或任何人）冲那个孩子吼叫，"你这个大笨蛋！"，就会对孩子的大脑造成伤害。塑造大脑的过程就是这样。

大家想知道这个故事的结局吗？在我妻子做出最后的评判之前，她问那个学生为什么要这样分类。学生说："因为铅笔、鞋子和橡皮都是消耗品，而裤子、衬衫和纸张会变脏。"多棒的想法呀！不是吗？创造力的道路总是神秘莫测。顺便说一句，也正是这件事情让我对认知神经科学在教育上的应用产生了兴趣，人们现在也称之为神经教育学。以这个事例为开端，我发表了我在这一领域的第一篇文章，当然，这篇文章是我与妻子共同完成的。

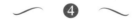

　　我们需要注意的并不是如何激发创造力，因为人类的大脑，尤其是儿童的大脑会自然而然产生创造力。我们需要注意的是不要损害这种创造力，最好还要通过自己的经验不断提高创造力。但是在成长和社会化过程中，人们难免会产生一系列心理障碍。这些阻碍会构成一种机制，这种机制与家庭环境、教育系统、个人身体状况以及生活中各种社会和文化条件相适应，并且会逐渐限制创造力的发展。这种情况无法避免，总是从创造性的角度看待一切事物没什么帮助，或者从生物学上来说，这样并不合适。因为一般情况下，我们需要迅速做出决定而不是经过深思熟虑。所以，随着年龄增长，我们小时候主要通过玩耍进行的创造力训练，我们学会如何尽可能以最佳方式展现我们的行为举止以及如何与他人相处并适应周围环境。我们渐渐养成了日常习惯，不再把一切都当作新事物或一片创造力的沃土来进行规划。当然，规划活动也是必需的，但是如果我们小时候在创造力方面已经下足了功夫，那么我们长大后就可以在需要的时候更好地利用创造力，甚至能够自主激发创造力。

当然，除了类似头脑风暴这种一般方法，还有一种促进创造力的重要方法就是给大脑留出思考的时间，使思想在大脑内部"畅游"。我们需要花时间来放松和感到无聊（就像本章开头所提到的例子一样）。当一个人感到"无聊"时，就不会给大脑增添压力，于是前额叶皮层就可以更自由地建立新的神经联系并发现之前忽略的联系。其实，也有一些有趣的研究指出，成年人感到疲惫的时候最富有创造性。大家知道为什么吗？因为当我们感到疲惫时，负责接收所有外部信息的大脑额叶皮层的运转效率会降低，于是前额叶皮层（这一区域对外部信息的控制较少）就开始发挥功能，前额叶皮层正是掌管创造力的大脑区域。当然，也并不是说一定得闲得发慌或疲惫至极才能拥有创造力，让自己放松下来也会产生同样的效果。而压力，尤其是常年累积的压力则是创造力最大的敌人，压力会对所有和逻辑与理性思维相关的精神活动造成负面影响。

还有其他方法可以提升创造力，比如拥有幽默感。幽默是我们享受友谊和社会关系的方式之一。察觉和欣赏幽默是一个十分复杂的认知过程。当我们听到的话语和看到的图像与根据每个人遇到的具体情况和不同经历而形成的大脑预期有巨大差异时，就会产生幽默。所以一个好的笑话会先把我们的思路引到某件事上，最终再出人意料地完全颠覆我们之前的想法。

从进化的角度看，有一个幽默感起源理论广受认可，原始人逐渐进化，为了解决复杂问题，创造力也在逐渐增强，可以解决更复杂的问题了，同时原始人也开始利用一些心理捷径来预测情况，而不是通过汲取和深入分析我们从周围环境中获取的大量信息。但是这些心理捷径仅仅是与现实很接近，但却不是现实，所以也有可能会导致错误的推论。而为了避免这些不正确的推论，我们便形成了神经回路来检验是否有误。这就是幽默感的源头，这是一种快乐，用来调和我们下意识的想法和客观现实之间巨大差异。微笑或笑声是为了告诉其他人这只是一个错误推断产生的错误警报，没有任何危险。

　　但是并非所有人感知幽默的能力都一样。人们发现感知幽默的能力和大脑4个区域的灰质体积之间有明显关系。这4个区域分别是：左侧额下回——参与解决协调不一致的问题；左侧颞叶——参与解决社会和情感问题；左侧岛叶——参与愉悦情绪的产生过程；右侧额下回——参与决策。其中一些区域也参与了创造性思维的产生过程，例如用来解决问题和决策的战略思维。创造力对我们人类来说非常重要，以至于我们获得这种能力的途径不止一种。创造力对我们的用处非常大，但是在所有情况下，我们同样也需要一剂动力的"强心针"。

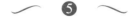

　　动力来自我们发自内心解决遇到的问题的热情与渴望。无论是日常任务还是学习任务，还是富有创造性的任务，高

效地完成任务都至关重要。虽然这后面两种任务会带来更强烈的情感回报，但是这两种任务要求我们付出的努力也更多。如果我们有动力，无论做什么事，成功的概率都会更高，我们也能更加享受努力的成果。在任何学习和完成任务的过程中，动力都至关重要。动力也是巨大满足感的源泉。

想解释清楚动力到底是什么并不容易。动力涉及了和生物、基因、神经、心理、性格、社会和认知方面有关的各种变量，还与大脑可塑性（大脑将生物和基因变量与社会和环境变量融合在一起）有关。但是组成动力的因素变化万千。从心理学的层面讲，动力是一种内心活动，或者说，代表着一种精神状态，能够激励和引导我们，给予我们能量，使我们能够保持适当的行为以实现某个具体目标。这意味着动力有利于激活控制执行力的大脑区域，并且为大脑提供能量与营养以便完成之前计划好的任务。

为了使自己或别人获得动力，首先要拥有一个具体的目标。除此之外，这个目标还需要满足某种需求或特殊要求。换句话说，需求是动力的来源。另外，动力还促使我们克服阻碍并且允许我们推迟立刻获得奖励的机会，因为受到激励本身就是一种奖励。这是一个很有趣的方面，当我们受到激励时，大脑会释放出一系列神经递质，例如多巴胺和血清素等。多巴胺与动力有直接关系，而血清素和乐观与愉悦感相关。创造力、动力和愉悦感，以及我在第11章中提到的对新事物的探索，这4个方面都与大脑中的神经递质有关，通过神经递质互相影响。

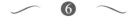

从生物学的角度看，这些关联完全符合逻辑。任何与个人生存和种族延续有关的活动都会让人感到快乐。这种快乐驱使人进行相关活动。所有动物都可以通过进食和繁殖获得生理上的快乐，这两方面对个体生存和种族延续必不可少。我们也不例外。另外，社会性动物也会获得来自社会生活的快乐。在神经层面上，人们已经研究了许多群居的社会性动物的神经递质，例如"草原犬"，其实它们并不属于犬类，而是一种啮齿类动物，只不过它们长得确实有点像小狗。

我们还拥有社交乐趣，也就是说，我们和朋友或同事待在一起时会产生幸福感。从文化方面讲，我们不仅将饮食变成了生理快乐的来源，还把饮食变成了一种社交乐趣。因此，我们更喜欢吃饭的时候有人陪伴。繁殖也是如此，性行为也是社交行为。事实上，人们认为性是社会凝聚力的重要来源之一。但是，除了食和性，人类还有第三种乐趣，即智力愉悦。当我们学习新东西、完成一次创造性的活动或拥有一个富有创意的想法、受到鼓励的时候，就会获得这种来自智力的快乐。对我们来说，创造力和动力对个人生存和种族延续具有相同的意义。

另外，愉悦感还总是与情绪密切相关，给人积极乐观的心态。不知道大家有没有注意到，这其中的联系已渐渐明了。理性思维、学习活动、动力、创造力、愉悦感、情绪、乐观……以上所有都建立在生物学基础（神经和基因基础）之上，相当于用于折叠的纸，但是环境（再次强调，这里的环境指的是家庭、文化、社会和教育环境）在大脑的塑造过程中也起到了重要作用，神经联系就相当于纸张上的折痕，而神经可塑性取决于环境。

除此之外，人们还发现快乐学习会在大脑的不同区域释放多巴胺。在第13章我提到过通过恐惧和憎恶促进学习的可能性，但是在这些情况下大脑绝对不会释放多巴胺。多巴胺与动力、注意力有关，可以提高神经可塑性。所以，通过快乐学习而获得的知识会在我们大脑中留存更长时间，我们也能够更好、更高效地运用这些知识。这就是个神经联系的小问题。

我在上段内容中曾说，为了使自己或别人获得动力，需要拥有满足某种特殊需求的具体目标。不仅如此，动力还有助于让我们以乐观的心态面对阻碍，并相信自己可以跨越这些阻碍（我们又回到了乐观的话题上）。形成动力的另外一个要素是对新事物的探索，这是一个与克服阻碍的需求相关的心理过程。进化使我们的大脑能够接受挑战，尤其是社会挑战，使其能够对情绪化的情况做出适当反应。因此，动力也需要考虑情感和社会方面的问题，比如奖励和集体评价的问题，我在谈论创造力的时候有提过这些方面。

但是请注意！不打击别人的积极性和激励别人同等重要。人们发现，不合理或过分的斥责、嘲讽、低估或仅仅是一个不赞成的眼神（上文有提过眼神对大脑的重要影响）都可以让一个人在很长一段时间内失去动力，甚至还会产生动力和情感上的障碍。这在青少年身上屡见不鲜，并且一旦受到打击，很难恢复。我们肯定都知道一些因嘲讽而丧失动力的例子，尽管有可能别人只是开一个玩笑。

动力作为一种精神状态也有其对应的大脑区域，同样还是位于掌管复杂认知活动的大脑皮层。这也没什么可奇怪的，为了获得动力，我们需要清楚自己的状态、渴望和需求，合理规划自己来满足欲望。动力使人能够更加积极主动地做出决策，有利于我们做出合理的选择。而且，在一定程度上，通过个人精神或集体精神激励自己，这种能力取决于每个人独特的神经可塑性。

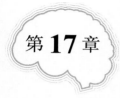

第 **17** 章

动手能力、语言、
音乐和艺术之间的
神秘关系

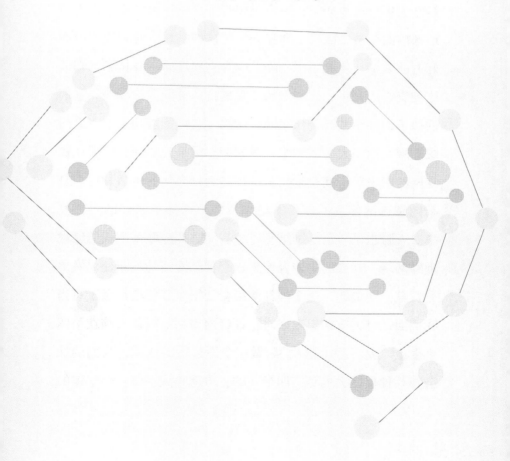

在加里曼丹岛，有一些以合作方式生活的蜘蛛。这种蜘蛛属于漏斗蛛属，生活在世界的各个角落。我穿梭于林间观察红毛猩猩行为期间，一位公园管理员（他更喜欢被称为当地部落的前游击队员）向我介绍了这种蜘蛛。看到我惊讶而好奇的表情，他笑了好一阵，因为直到那时，我从来不知道这种蜘蛛的存在。这些蜘蛛一起捕食，共同保护和喂养它们的孩子，甚至共同合作织网。所以，它们能够编织出三维的蜘蛛网，而绝大多数蜘蛛只能编织二维平面的网，然后在蜘蛛网的中央等待捕获猎物。这种更为社会化的生活和更为复杂的蜘蛛网使它们获得了更多资源，增加了它们的生存概率。大脑也是一个三维结构，拥有无数神经联系组成的庞大神经网络，社会的集体合作为这个神经网络的不断变化做出了贡献。而最终，这个神经网络会变得极其复杂以至于每当我们回忆过去或畅想未来时，神经网络都可以让大脑在第四维度上"耍一些小把戏"。做一个不合适的比喻，我们的社会在某种程度上也是"四维"的，也就是说，每一个个体的知识、动力和创造力的总和形成了一种更高层次、更社会化或集体化的"大脑"，或者说是"知识"。知识一旦形成，我们就与以往不同了。我们现在创造的知识，就是人类的未来。

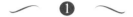

　　语言的发展是影响我们生活方式和社会组织能力最重要的因素之一。在第7章中，我从人类进化的角度说了语言的形成。语言功能源自某些大脑区域的活动，尤其是位于大脑皮层的布罗卡区和韦尼克区，海马体和杏仁核也有参与（因为它们分别是记忆和情绪中枢）。与此同时，语言功能与学习语言的过程也提高了这些大脑区域建立联系的能力和可塑性，除此以外，还对掌管决策、共情和控制执行力的大脑皮层有益。也就是说，这些区域影响语言功能，而与此同时语言也对这些区域产生了影响。我们再回到塑造大脑的话题上来。例如，人们发现，每种语言都有自己独特的语法和句法，我们通过大脑的神经联系来学习语言，因此我们所使用的一门语言（或两种、多种语言）在某种程度上决定了我们看待世界和适应世界的方式。

2009年的一项研究发现，人们感知蓝色不同色调的能力取决于各自所使用的语言。比如，在西班牙语中只有一个单词来表示蓝色，所以一般需要使用一个限定条件来区分不同色调的蓝色，比如海蓝色、天蓝色等，但是也存在类似"宝石蓝"（zafiro）或"藏青色"（turquí）这种直接表示某种蓝色的单词。然而在俄语中，没有一个单词可以涵盖所有蓝色，俄语对"浅蓝"（goluboy）和"深蓝"（siniy）作了明确区分。这就造成了一个奇怪的现象，会说俄语的人能够更快速高效地感知和区分不同色调的蓝色。会说希腊语的人也是如此，希腊语也拥有两个完全不同的单词来表示"浅蓝"和"深蓝"（对应的单词分别是 ghalazio和neverble）。研究结果表明，这些语言的使用者比西班牙语或其他语言的使用者区分蓝色的速度要快100毫秒，因为西班牙语和其他语言没有完全不同的单词来区分这些蓝色。一定程度上来说，语言，或者说我们使用的语言，决定着我们感知世界的方式。

所以，人们还发现对于双语使用者而言，如果面临道德选择，他们会根据事情发生的语境（也就是使用的语言）来做决定。因此，如果处于母语环境，他们给出的答案通常会更感性。如果处于第二语言环境，则答案通常会更理性和实用。换句话说，神经可塑性让人学会了语言，语言反过来也会限制和影响神经塑造和神经通路。即使是做道德选择，相关的神经通路也会受到语言的制约和影响。

　　在学习两种或多种语言的过程中，由于大脑的可塑性，这些语言融入了相同的神经网络。尽管这些神经网络有一定程度的重叠，却并不完全相同。因此，一般而言，生活在双语环境中的孩子开始组织语言的时间要比处于单语言环境的孩子晚，因为他们的大脑要经常从相同的神经结构中选择与两种语言相对应的词汇和语法结构。成年的双语使用者也会遇到相同的情况。当他们想说出任何一件物品的名字时，会比单语言者多花费100毫秒左右的时间才能想到那个确切的词汇，因为大脑要从两种语言中选出最合适的那个词汇。这也意味着大脑会消耗更多能量。还需要注意的是，一般而言，双语使用者每种语言单独的词汇量要小于单语言者的词汇量，不过双语使用者两种语言的词汇量加起来更大。但是这些都不是问题，反而还带来了益处。

　　双语（三语或多语）使用者付出的持续不断的努力就像潜移默化的训练一样，增强了神经元之间的联系，极大减缓了衰老导致认知能力下降的过程，甚至延缓了患上像阿尔茨海默病这种神经退行性疾病的时间。换句话说，双语者的这种脑力训练为他们提供了更多的"认知储备"。认知储备是一种以大脑塑造中的神经可塑性为基础，接纳和修复与年龄相关的大脑结构变化的能力。双语使用者进行的脑力训练也增强了神经的灵活性，因为脑力训练迫使大脑不断解决词汇、语义和语法的冲突，所以某些大脑区域的灰质含量就随之增加，扣带皮层的生理结构也随之发生改变。这一区域涉及了许多认知功能的控制，比如决策、共情、冲动性和情绪控制以及对所采取的行动进行延迟奖励的能力。因此，这些能力通过双语训练得到增强也有利于解决其他与认知冲突相关的问题。例如，人们发现在一般情况下，双语使用者能够更快更好地理解同时出现的多个交通指示，然后根据其最终目的和交通指示做出最适当的选择。

　　人们还发现，出生在双语环境中的孩子甚至在开始说话之前就能更好地适应环境变化，他们也更善于处理所听到的声音信息。原因很简单：他们的大脑下意识地促使他们分辨两种语言的声音，而这种脑力训练能够强化他们处理和分辨各种信息的神经通路。另外，为了避免在同一语句中混淆两种语言，双语使用者大脑中有关注意力的区域功能会有所增强。需要说明的是，这些区域不仅仅与语言相关，也跟其他所有和区分相关的认知有关。因此，一般而言，双语使用者更善于集中注意力来区分不同的概念和过程。就像上一段内容中所说的，语言影响相应的神经通路，影响大脑的决定，让大脑更加多元，适应力更强。

　　音乐也会影响大脑可塑性。和语言一样，音乐也是所有人类社会共有的特点。虽然还没有明确的科学证据表明音乐何时出现在人类的进化过程中，但是人们目前发现的最古老的乐器是天鹅骨笛，它出土于德国南部的一个山洞，距今约有36 000年历史。当然，打击乐器应该更古老。音乐和语言表达有一些共有的神经回路，这使人们认为它们都起源于同一种古老的沟通方式，而这种沟通方式很有可能与说唱音乐有很多相似之处。这种音乐风格的特点在于强调爆发性强而简洁重复的节奏，充满拟声词并辅以手势表达。这种音乐表达方式与黑猩猩用叫声和手势沟通的方式比较相像，但是要比黑猩猩的更复杂。所以，涉及音乐能力和身体运动节奏的神经回路有部分相关联，这也为我们一听到音乐就想跳舞的现象给出了一个完美解释。

和语言不同，音乐与情绪管理之间有更多直接关系。我现在所说的都是大家已经知道的事实，至少本能地认同。无论是一首浪漫民谣，还是帕布罗·卡萨尔斯所作的《鸟之歌》，或是讲述无端暴力和彻底毁灭的重金属或朋克风的歌曲，我们听到以上音乐所产生的情绪是不一样的。无论每首歌的歌词是什么，它的节奏和旋律对我们大脑的影响都各不相同，激发的情绪也不一样。同样，人们也发现音乐对"社会脑"的某一方面也产生了影响，即对群体身份的认同和坚守。世界上所有的国家和民族都拥有自己的国歌是不无道理的，不需要有明确的歌词（西班牙国歌就没有歌词）就可以使人产生强烈的群体团结感（或者是人类学术语中所谓的部族同心），使人们觉得自己融入的是这个群体而非其他群体。有许多研究显示，听到自己国家的国歌或者看到自己国家的国旗会促进大脑中催产素的产生，这种神经肽激素与社交能力有关，也和例如产生母爱和父爱的其他方面相关（或许"祖国母亲"这个表达就来源于它们之间的神秘联系）。

音乐和语言一样，有助于建立某些神经联系，促进每个人独特的大脑塑造过程。因此，对所有年龄段的人来说，音乐训练在常规学习中都非常重要。为了培养更专业的能力而减少或取消音乐训练不利于大脑和心智能力整体的发展，而这种整体发展正是帮助我们有尊严地成长最重要的条件。音乐对神经联系的影响也恰好证实了我们在青春期和年轻的时候对歌曲和音乐风格的偏好会延续终身。青春期正是我们"社会脑"活动最活跃的时期，因为我们正是在这一时期学习如何在社会中生活。但这些音乐风格也并不完全是我们自己的选择，因为我们的选择同样受当时的潮流、我们生活的社会环境以及我们每个人的朋友群的影响。

不仅如此，2015年年初发表的一项研究还显示，听音乐还能直接改变与大脑活动有关的150多种基因表达，从而肯定会对某些神经网络的功能和联系造成影响。几年前，这种影响已经在鸟类身上得到证实，但是鸟类又和人类有所不同。鸟儿并不认为它们的歌声是一种旋律，它们把歌声理解为"语言"。这是它们进行口头交流的一种特殊方式。这是否意味着口语或者我们使用的某种具体语言会改变和大脑活动相关的基因表达呢？目前尚不能确定，但是毫无疑问的是，我们根据所听到的话语产生的明显生理变化有可能就是因为这种基因表达的变化。当然，我们听到赞美和轻蔑的话语时肯定会做出不同的反应，而这两种情况都涉及了我们大脑的生理变化，这些变化与掌管情绪、记忆、理性思维甚至是决策的中枢有关。而根据我们听到的信息，大脑会像学习或社交等其他过程一样构建相应的神经网络。

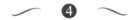

    语言功能并不仅与音乐相关，还与身体活动相关。语言和手指的精细动作有直接关系。在第7章谈到人类大脑的进化过程时我有提起过这个话题，我解释了良好的动手能力使我们能够利用灵巧的双手做一些精细的运动，例如能够操作一个只有我们指甲十分之一大小的螺丝钉。而那些掌管这种精细动手能力的神经网络与掌管语言功能的神经网络有重叠的部分，在我们学习的过程中，这些神经网络之间会相互依赖。这在儿童时期尤为重要，人们在这一时期学习说话和组织语言。换句话说，想要具备语言能力，就必须拥有动手能力。因此，在整个常规的基础教育中，动手能力和艺术以及艺术可塑性的培养十分重要，尤其是在儿童时期。为了培养更专业化的能力而减少或取消对艺术和艺术可塑性的训练时间不利于大脑和心智能力整体的发展。

2015年发表的许多有趣的研究根据人类的进化过程，将动手能力和语言能力完美联系在一起。科研人员让一组志愿者制作石器，然后监控志愿者的大脑活动，这种工具就是我们祖先250万年前所使用的工具，这显然是一个灵活性很强的手工任务。这些石器有着旧石器时代的特点——雕刻粗糙，这是当时的"奥杜瓦伊技术"。工具制作完成后，这些志愿者大脑中的左腹侧前运动皮层十分活跃，这一区域也参与了声音信息的处理过程。然后，这些志愿者们又被要求制作一些更先进的工具，比如160万年前同样属于非洲的"阿舍利技术"的工具。于是，除了上述大脑区域，志愿者的前扣带区也被激活，这一区域与抽象能力和层次组织能力相关，这些都是发展复杂语言所需的重要脑力资源。不仅如此，这些资源对理性思维、推理思维和决策能力也有非常重要的作用。

大脑中有关动手能力与语言能力的塑造过程具有相似之处，艺术训练对这两种能力的增强起着重要作用。多项科学研究表明，将艺术策略融入学习可以显著提高其他课程的成绩。艺术创作的可塑性为人类独有，和人类发达的抽象思维相关。而直到智人出现，才产生了这种艺术形式。就在不久前，人们还一直认为大脑进行艺术创作和能够享受艺术的先天原因是大脑具有产生情感的能力，但是一些研究表明这并不是大脑的主要功能。当然，这种说法有它的道理，大脑的情感功能确实十分重要，因为我们整本书中都在不断强调，我们所有的日常活动中都有情绪的参与，不过似乎我们大脑为艺术创作做出贡献的主要功能就是它获取知识的能力。没错，大脑最重要的功能就是获取知识。情绪只是一种附带效应，起到了促进和支持大脑活动的作用，有利于社会生活的方方面面，但情绪并不是我们的基本目标。

原因很简单，我们通过视觉感知艺术，而从大脑层面来讲，视觉（通过视觉皮层的处理）是我们最发达的感官之一。视觉为我们提供了最丰富的环境信息，然后大脑接受和储存这些视觉刺激，把它们作为最有价值的信息的一部分。人们发现只有15%的学生能够通过听讲吸收所学习的内容。这个百分比恰好和那些通过传统的学习资料取得好成绩的学生差不多，而传统的学习资料大多是基于信息的口头传播。获取和分类听觉刺激的大脑区域与视觉刺激涉及的脑区不同，这一部分相对较小，拥有的神经联系也更少。相反，40%的学生主要通过视觉进行学习，他们需要许多与数字和语言相关的插图、表格和图像来整合知识。除此之外，还有45%的学生更容易通过手动操作来探索并获取知识。他们需要直接实际的手动操作来理解数字和文字的抽象表达。因此，许多研究表明，将艺术的可塑性融入学习策略，学生的阅读、写作和数学成绩可以提高20%以上，大脑接收知识也会更迅速。

通过监测大脑活动，人们发现从艺术作品中感知到的东西取决于艺术探索人类冲突的能力。因为一些组成社会脑的区域被激活，而它们的功能之一正是处理这些冲突。欣赏艺术和进行艺术创作有利于加强神经联系。在形象主义、印象主义、表现主义和超现实主义的艺术领域中这听起来颇有道理。但是这个说法是否适用于抽象艺术呢？或者说，非具象的、超脱于具体事物之外的艺术呢？2014年发表的一些研究表明，抽象艺术能够让大脑从现实的支配中解放出来，从而使其深入自身内部的状态并产生新的情感和认知联系。这些联系是创造力的基础，和我们精神生活相关的方方面面都以此为基础，而所有一切又都包含在塑造大脑的过程中。总之，塑造大脑的过程需要各种成分的参与，这些成分共同促进了我们的精神活动，包括创造、决策、执行控制等。也就是说当这些成分共同发挥作用时，有利于塑造一个更完全或者更发达的大脑。

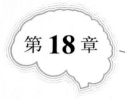

第 **18** 章

塑造大脑的未来：避免慢性压力，从运动到新技术

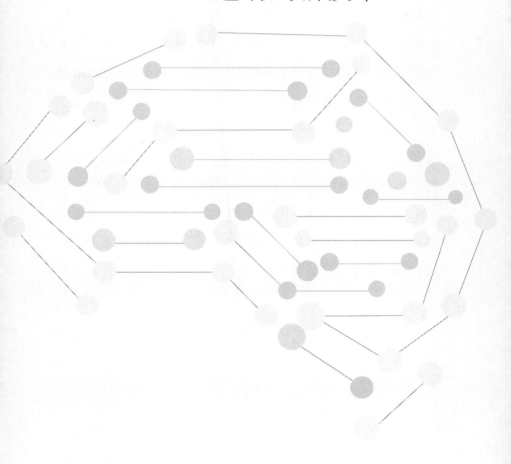

自我年轻的时候起，就一直对以叛逆和问题少年为主题的暴力电影非常入迷。我记得我看的第一部属于这类的电影是1967年上映的《吾爱吾师》，当时这还是部黑白电影，年轻的西德尼·波蒂埃在其中饰演了一名英国伦敦郊区一所学校的教师，学校里都是一帮顽劣的学生。传统的教学方法对他们没用，所以老师决定尝试其他方法。他尝试的方法之一就是将体育活动融入教学。在其中一个电影场景中，学生一边跑步，老师一边向他们讲课和提问。不过我最喜欢的电影还是弗朗西斯·福特·科波拉执导的《斗鱼》，这部电影于1983年在西班牙上映，译名为"*La Ley de la calle*"，这部电影深入探讨了人类对自由和尊严的认知，展现了探索和固步自封两种观念之间的冲突。

众所周知，体育锻炼有利于身体健康，对大脑认知功能

也有积极作用。人们早就知道体育锻炼除了对心血管系统有好处，还能够延缓大脑衰老、帮助克服抑郁、加快脑溢血和癫痫患者的康复速度并延缓类似阿尔茨海默病或帕金森症等神经退行性疾病的出现时间。体育运动可以促进大脑中内啡肽的产生，内啡肽是一种可以让人产生幸福感和愉悦感的物质，还可以缓解疼痛。不仅如此，进行体育活动的过程中，肌肉会释放出一种酶，这种酶可以分解产生压力的物质，从而有助于身心健康。

另外，为了拥有足够的能量，肌肉需要调动起体内的脂肪储备。所以，肌肉中就产生了一种名为FNDC5的蛋白质，这种蛋白质可以促进肌肉释放适量的脂肪储备以满足肌肉活动的需求。然而，在完成这项任务后，这种蛋白质又在另一生理过程中发挥作用。FNDC5蛋白质从中间断裂，其中一段被称为"鸢尾素"，直接进入大脑。

到达大脑之后，鸢尾素就会激活一种具体的基因表达，也就是我们曾多次提起过的脑源性神经营养因子。而这种基因的功能恰好就是促进神经元的存活及增强神经可塑性。也就是说，鸢尾素有利于促进大脑建立新的神经联系。本书中也多次提到过，这些神经联系为我们的精神活动提供支持，也是我们学习能力的基础。具体来说，这种基因作用于海马体和前额叶皮层，海马体和前额叶皮层分别是掌管记忆和复杂认知活动的中枢，这些复杂的认知活动包括理性思维、意识和自我意识以及做出决策的过程，从而在整体上促进了认知功能，其中注意力和动力的增强尤为突出。

换句话说，运动有助于保持积极的精神状态，从而帮助我们提高注意力，建立乐观的心态，抵抗压力与抑郁，从整体上提升我们的动力，优化学习过程。运动同样也有利于自省与冥想，我在14章中也提到了这一点。

❷

体育锻炼可以缓解压力，而压力是大脑最大的敌人之一。或者说，常年累积的压力是大脑最大的敌人。压力是身体的生理反应，会在面对威胁的时候被激发并表现出来。压力会刺激肌肉和能量的产生，主要影响大脑的注意力和情感系统。总而言之，压力能使我们迅速辨别情况并及时做出逃跑或战斗的反应（需要从广义上理解这两种反应）。偶尔的压力并没有什么坏处，压力是我们作为个体为了生存而做出的适应性反应。但是如果长期处于压力中，压力慢慢累积，就会出现问题，因为那时个人活动和反应会处于一种持续紧张的状态。

常年累积的压力会让人产生压抑感和精神上的窒息感，而这种感觉会持续数天、数周、甚至数年。一旦这种压力感成了日常生活的一部分，人体就会体现出病态，导致人们的记忆力、注意力、好奇心、学习能力和动力下降，同时社交能力也会下降。由于生物和遗传方面的原因，有些人天生就比其他人更易感受到压力，因为每个人塑造大脑的基础都各不相同。但是我们身处的环境可以缓解容易感受到压力的人的症状，并且减少感受压力的可能。

压力主要来源于社会生活，常常产生于竞争激烈的环境中。在这样的环境下，人们总是感到时间不足，觉得自己需要时时刻刻把握机会，恨不得一切都能在昨天完成，而且事事不仅要完美，还要胜过别人。毫无疑问，节奏越来越快的现代生活通常会使这种压力成倍增长。出现这种情况我们每个人都有责任，我们也不由自主地将这种压力传递给了我们的后代。

压力还会降低额叶皮层的工作效率，这也意味着额叶皮层所参与的精神活动会受到压力的抑制。例如，在压力下做出的决定就不如在一般情况下做出的决定考虑周全，因为决策力和理性思维都由大脑皮层掌管。压力还会减弱共情能力和执行控制力，我们的记忆力也会受到损害，压力还会使人更加冲动。压力会使大脑产生更多糖皮质激素，如果这种物质在大脑中常年累积，就会降低神经元的存活率，神经可塑性也会受到限制。也就是说，压力会对塑造大脑产生负面影响，而体育运动、自我反思以及其他智力活动给大脑带来正面影响。

不仅如此，人们还发现压力会改变大脑中神经联系的方式。尤其是在儿童和青少年时期，如果这些压力慢慢累积，这些改变将会永久存在。孕妇的压力也会影响腹中胎儿的神经联系能力，因为这段时期正是胎儿大脑构建的时期。这种现象已经在怀孕的小鼠身上得到了证实。换句话说，慢性压力会影响大脑功能，让大脑缺乏同理心，决策能力更弱，使个体变得更加冲动，社会责任感（也就是个人责任感的延伸）也会受到影响。

　　我们幼时生活和成长的环境也影响了我们的抗压能力，广泛来说，影响了我们大脑的塑造。例如，2013年进行的一项实验，对分别出生和生活在城市及乡村的人进行了压力测试，这些人做测试的时候，研究人员会监测他们的大脑活动，并进行分析。这项测试要求被测人员在压力下完成一些计算题。他们需要在限定时间内完成这些题目，同时还要承受来自实验员带有负面信息的眼神，这种情况在工作、学习和家庭环境中经常出现，而且大脑的杏仁核通常会将这样的眼神交流视为一种威胁。在压力环境下，所有实验对象的心率加快，血压上升，唾液分泌增多，这些现象都与压力和皮质醇的参与有直接关系。人们还发现掌管情绪和压力的脑区活跃性有所增加，比如杏仁核和大脑皮层的某些区域（例如前扣带回皮层）。到目前为止，根据我们知道的压力对大脑活动和生物机体活动的影响，一切都非常合乎逻辑。

　　然而有趣的是，每个人所处的地理位置和社会背景不同，这两个大脑区域的活跃方式也各有不同。杏仁核掌管情绪反应，与人的社交网络和隐私感相关，而它的活跃水平取决于被测人员目前居住的城市大小。前扣带回皮层掌管人们对错误和冲突的察觉能力，它的活跃水平取决于被测人员童年时期在城市中居住的时间长短。换句话说，前意识中的压力似乎取决于当下的情况和处理这种情况的能力，也取决于每个人大脑中积攒的经验。其他一些研究也显示，那些小时候在城市中生活时间更长的人在这两个区域之间的神经联系更少，这也是环境对塑造大脑过程的又一明显影响。人们早就明白，基于各种基因变体差异，遗传因素也有可能导致这样的情况出现，它还与类似重度抑郁和精神分裂症等精神疾病的高度患病风险有关。

结论似乎已经很明显了：影响精神疾病患病风险的环境因素和遗传因素都汇集于这些神经回路中。人们的居住地（城市或乡村）以及童年时期在城市生活的时间长短也对患病风险具有明显的影响。我们童年时期应该尽可能多地享受自然，这是预防压力的一个好方法，或者说，这是调节压力的一个好方法，最终，这可以帮助我们调节慢性压力，消除负面影响。不过，就像前几章中所说的，偶尔的压力不是"坏事"，因为压力对我们的生存至关重要。另外，还有研究显示，偶尔的压力或者稍忙碌的城市生活能够增强与学习活动相关的选择性注意力。

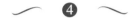

德国哲学家弗里德里希·尼采曾说过，"任何不能杀死我们的，都能使我们变得更强大"。很有可能我们大部分人都认为，这说法太绝对了，不符合现实。但是，换个方式理解这句话意在告诉我们应该从逆境中吸取教训，逆境可以使我们更加坚强，为面对生活做好准备。有时候，我们也会有意无意地将这种观点施加在我们的孩子或学生身上。但是，对成年人来说，事实真是如此吗？换句话说，逆境会影响大脑的塑造吗？如果真是如此，逆境会对大脑产生怎样的影响？同样，我们接下来将看到压力与神经可塑性对大脑的塑造起着决定性作用。

为了回答以上问题，一组研究人员在老鼠身上做了一项有趣的实验。请各位允许我简述一下这项实验，因为我认为这个实验十分具有说明意义。显然，我们并不能以可控的方式在人类身上进行试验，我们不能为了观察儿童的成长情况而故意给他们制造困难。但是，因为我们的基因和老鼠具有极大的相似性，再加上它们也拥有一定的社会生活（尤其是雌性），所以实验结果一定程度上也适用于人类。当然，老鼠不像人类一样有文化差异，我们和老鼠之间还是存在巨大的差别。

简单来说，实验人员将老鼠的幼崽分为两组。其中一组被迫在逆境中成长，另一组则在顺境中成长（即所谓"中性"的环境下，具体看你怎样看待这两种情况，不过老鼠并没有自觉判断逆境或顺境的精神机制）。逆境指时不时在逆境组的笼子中放入一只雄性老鼠。雄性老鼠的领地意识很强，而且会对其他的雄性，尤其是还未成年的雄性，表现出极强的攻击性，这些幼鼠会明显感到压力。创造逆境是为了给幼鼠制造压力，无论在任何年龄段，产生压力感就是我们在生理上应对逆境的方式。

每组幼鼠成年之后会再次被分为两组。一组继续处于逆境状态，另一组处于顺境状态。这样一来，人们就可以观察幼年时期分别在逆境和顺境下接受"教育"的幼鼠成年后面对逆境和顺境会作何反应。最终，人们评估了老鼠面对困难的焦虑程度，焦虑取决于压力和所谓的"探索行为"。这种行为反映了个体在面对生活中意外出现的问题时提出解决方案的难易程度，以及这些解决方案的多样性。有趣的是，这种探索行为与涉及幸福感和愉悦感的神经递质相关，我在之前的章节中也已经讨论过相关内容。

现在，结论已经非常明显了：人们发现幼年生活在逆境中的老鼠在成年后面对同样的问题会比幼年生活在顺境中的老鼠产生更大的压力，逆境中的老鼠的探索行为也更具局限性。幼年时期的逆境生活并没有使这些老鼠成年后更善于处理问题，这恰好与开篇尼采的名言所推断的结论相反。但是各位请注意，我们所谈论的是整个幼年时期一直处于不利环境，而不是偶尔或短期处于困境，它强调的是儿童成长在充满矛盾的社会、家庭和教育环境中（贫穷、暴力、欺凌等），在这样的环境下不利情况总是频繁出现。

你很可能猜不到成年之后更善于应对逆境，也就是说表现出较少压力和更多探索行为的是哪一组老鼠。它们是幼年时期生活在顺境中，而成年后时不时（非持续性地）遇到问题的那组老鼠！成长于顺境（或者在老鼠的实验中称之为"中性"环境）中会使人更善于控制压力，因为与好奇心、决策能力和执行控制力等相关的神经联系得到了增强。换句话说，在相对稳定的环境中，大脑可以更好地训练这些独特的能力，通过这样的塑造过程增强自身的能力。而成年后遇到的挑战也会刺激人的探索行为，人们无须承受太大压力就可以实现这种行为。正如我在上一段内容末尾所强调的，偶尔的压力会刺激选择性注意力。

或许，我们面对生活中意外出现的不可避免的压力时，如果幼年时期生活环境相对稳定，挑战可克服，我们才能使大脑理性思考、正常发挥功能。

$$❺$$

现代生活中出人意料的技术爆发让人与人、人与社会之间的联系前所未有地紧密。知识全球化和社会化掌握在每个人手中。全球的社会和文化都触手可及。人们已经开始谈论关于数字原住民和数字移民的话题，前者指的是在各种科技的包围下出生和成长起来的一批人，后者则是出生于技术爆发之前的人。多亏了新建立的神经联系渐渐改变了大脑的生理构造，我们这些"数字移民"才得以慢慢适应数字时代的生活。新技术总是能带给人惊喜，因为对数字移民而言，新技术总意味着新的事物，但是，对数字原住民来说却并不是如此。我们与环境的关系无疑已经发生了改变。之前，我们需要把大量数据都记录下来，因为我们很难再获取这些信息的访问权限。而现在，只要有网络，无论我们在哪儿，轻点鼠标就可以获取任何信息。这会改变我们的大脑吗？当然会。就像我在第9章所举的例子一样，即英国伦敦出租车司机通过伦敦知识考试的过程会改变他们大脑的生理构造。

那么，数字原住民和数字移民的大脑有何不同呢？这个问题很难回答。因为数字革命才刚刚开始不久，至今为止关于这方面的研究还非常有限，而且很明显，我们并不能以动物为实验对象。然而，我们拥有的相关数据越来越多，这些信息十分有趣。这其实就是一个跟塑造大脑相关的问题。例如，人们发现那些更看重网络友谊的人会变得更加自信，他们也会感觉自己变得更强大。人们还发现他们的自恋程度有所增长，更喜欢与他人比较。与这二者相关的"社会脑"的活动便十分活跃。同时，减少与他人的眼神交流之后，我们在上一章中讲到的有关他人眼神对我们产生的影响也相应减少了。相反，对接收信息的解释需求增加了，因为这些信息脱离了相应的情境。读到"今天我很开心"这行文字和面对面听到我们的交谈对象说出这句话是不一样的。如果是面对面听到这句话，我们可以通过说话人的语气、眼神等判断他的心情，而这多亏了我在第15章中讲过的镜像神经元。

虚拟现实也可以改变人们的意识体验，大脑的感觉入口被改变后，自我意识也会受到一定程度的影响。以上一切都与大脑神经联系的变化相关。但是目前来看，虚拟意识影响精神活动，继而影响整个社会还不太可能。但是可以确信的是，与信息存储和管理相关的神经连接一直在改变。管理记忆的神经网络减少了，相反，快速处理、融合、拓展信息，把握信息语境和评估信息的神经网络增加了。我们不知道未来的大脑将会被塑造成什么样子，但是绝对不可能与现在的大脑完全相同，就像人类现在的大脑和一个世纪之前也有所不同一样。

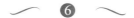

新技术对我们的影响还不止于此。社交网络占主导地位并不利于人际交往，限制了人与人之间直接的身体互动，将个人置于其活动的中心，有利于使其产生一种确切的幸福

感。在第16章中，我有谈及快乐在学习中的重要性。公元前4世纪，亚里士多德非常直观地区分了两种获得幸福的方式：一是将个人快乐视为生活最主要意义的幸福论，二是以为社会而不仅仅是为个人做出贡献为生活目标从而获得幸福的实现论。人们为了观察这两种情况下大脑区域的活动情况，已经完成了许多实验。当我们感到属于幸福论的愉悦感时，与冲动行为相关的大脑区域较为活跃，而与实现论相关的愉悦感则不会刺激这些大脑区域的活动。

人们还发现，在实施源自幸福论和实现论的行为期间，涉及执行功能的"腹侧纹状体"的神经活动模式能够预测青少年出现抑郁症状的风险。就好像这种为社会服务获得快乐的性格或行为会保护人们免受抑郁的伤害，实现论带来的快乐与其他性格因素相关，例如提高人的自尊、减少烦恼与焦虑、拥有更多主观感受和个人动力等。各位不要忘记，正如我们上一章中所讲的，当我们考虑到参与其中的神经递质时，乐观、动力和愉悦感同样也与之息息相关。

众所周知，人们性格特点有部分来源于遗传因素，即人们拥有一种先天的性格倾向。但是人们也发现可以通过学习活动改变性格特点。简言之，需要通过大脑塑造。总之，如果我们所处的社会常常将速度和个人主义而不是规划与合作视为成功的因素（即更注重幸福论的方面），那么这种观念会通过改变神经结构和大脑功能提高以自尊、愉悦感、动力、烦恼、焦虑程度来衡量的幸福感，但是这种幸福感通常会低于生活在更看重促进协作与合作的社会中所获得的幸福感。

❼

在简要介绍了新技术对大脑可塑性的影响以及对表达了希望拥有一个更加合作化的社会的愿景之后，让我们再回到起源来结束这最后一章内容，这里的起源包含双重意义：一是我们作为一个物种的进化起源，二是我们作为人本身的个体起源。从进化的角度来看，社会合作是维持人类群体和社会化的基础，说明了社会合作相较于个体生存而言具有优势。如今，在许多人类文化中，群体内部的性别并不平等。社会和文化中的性别不平等现象十分明显，而很有可能这种不平等现象恰恰会通过社会和文化教育而持续存在，以模仿的形式在神经可塑性上留下痕迹。

然而，有趣的是，2015年年中的一项研究显示，人类之所以拥有如此强大的社会化和合作能力，是因为早在新石器时代革命之前，我们就已经享受了有效贯彻性别平等带来的好处了。简要来说，研究人员分析了当今一些狩猎采集部落和农耕部落的遗传亲缘关系水平，前者的生活方式和旧石器时代的祖先（例如菲律宾巴拉望的阿埃塔人和非洲身材矮小的俾格米人）相似，后者的发展阶段与新石器时代初期（例如菲律宾的帕拉南人）的发展阶段相似，研究结果同其社会结构中的性别平等程度相关联。结果显示，狩猎和采集社会关系中的性别平等程度要远远高于农耕社会中的性别平等程度，而且其社会成员的遗传亲缘关系水平也明显较低。新石器时代之前其遗传亲缘关系水平较低的事实表明群体间的人口流动性很高，即群体间存在的血缘关系较少，而这有利于群体间的合作，因为最终亲缘关系会分散于各个群体中。

换句话说，随着社会和技术的发展，由于某些因素，新石器时代革命促进了人际关系的变化，而这种变化也总是通过社会和文化中的模仿行为进行传播。不妨请各位注意一下，人们在看望新生儿时的表现很刻板，通常给男孩子的礼物类型和衣服的颜色与给女孩子的是有分别的。我们对男孩和女孩说的话也不一样，我们常对女孩说，"你真漂亮，像个小公主一样！"而如果是男孩，我们就会说，"你真强壮，是个男子汉！"在第2章中，我讲到了男性大脑与女性大脑的区别，但是某些基因的功能不同并不意味着文化或社会层面上的性别不平等，当然，也不意味着男女智力上有差异，这一点我已经在上文中说明过了。在其中起到重大作用的是从出生起就开始的大脑塑造过程，这个过程还与他人的看法有关。参考前文内容，眼神和语言的力量是巨大的。通常我们看男孩和女孩的眼神和对他们说的话不同，而他们在家庭和社会中学习的榜样也不同。神经可塑性会自动融合这些差异。消除这些固有的且不受欢迎的性别不平等现象是一项挑战，也有利于满足社会和个人尊严的迫切需求，塑造大脑的过程也在其中发挥了作用。

社会生活的有趣方面在于，当人们一起按生活习惯进行每日的活动时，大脑能够同步其活动，从而有利于人们的协同合作。这一点在夫妻身上得到了验证，例如，人们发现有相同生活习惯的夫妻可以使大脑中的"右颞叶皮层"的活动迅速同步。这个区域参与了破译语言、视觉和听觉信息的过程，也对与性格相关的其他方面有影响。那么，这个区域的活动"同步"后，相关人员就能够以合作的方式迅速而高效地解决摆在他们眼前的任何问题。

社会生活的另一有趣方面是，在特定情况下，人们会不可避免地有意无意冒犯别人或被别人冒犯。有人对这种冒犯怀恨在心，也有人更倾向于原谅。当然，原谅的能力也与大脑塑造有关。人们发现，无论原谅与否，大脑的前扣带皮层都会被激活，这一区域参与对事件本身及其后果有意识的衡量过程，也就是说，前扣带皮层参与了决定原谅与否的理性思考过程。与记忆相关的神经回路也受到了刺激，但是无论最终是否选择原谅，与记忆相关的区域的活跃状态并无明显差异，这也完美解释了"可以原谅，但不会忘记"的道理。

原谅过后，大脑中将思想与行为归因于他人（也就是我在第15章所讲到的心智理论）和与共情相关的区域也受到了刺激，从而使被冒犯者站在冒犯者的角度思考他冒犯自己的原因。相反，不善于原谅的人则不会激活这些大脑区域，被激活的是其他与痛苦、恐惧与攻击性情绪相关的大脑区域，即掌管这些情绪的杏仁核。

从大脑活动的层面来讲，原谅的最终结果是让原谅者的情绪和认知归于平静，因为相较于冒犯者来说，这对于被冒犯者有更多的积极影响。在这种情况下，人们还发现无法原谅他人会对心血管活动造成不良影响，还会降低睡眠质量。同时还会刺激大脑产生与压力相关的激素，长此以往，还会导致产生类似抑郁症等疾病的临床表现，处理矛盾时也会更具攻击性。从这个角度来看，人们认为在人类进化的过程中，原谅的能力也在逐渐发展，因为原谅促进了人类共存。或许其实也并没有必要记住这些精神活动，因为，再次强调，这些精神活动会通过重塑神经在大脑中留下痕迹。

❽

上一章中说过，我将简要回到我们分别作为物种和个体的起源来结束本书内容。之前已经讲过了我们人类的社会性与合作性，现在，终于可以谈谈我们从出生的那一刻开始作为独立个体的起源了。

作为个体，我们的个人和社会经验始于出生之时，或者也可以说出生之前就已经开始了，因为在胎儿阶段末期，大脑就已经开始捕捉周围环境的信息。人类最初的体验始于与父母的接触，这在最初就对新生儿的神经联系产生了良好影响。关于这一点我已经说过很多遍了，但是这一过程是互相的。育儿经验也会对父母的神经联系产生影响，大家要记住，塑造大脑永不会停止。尤其对于母亲来说，哺育孩子对她们产生了难以想象的深刻影响。人们已经发现，成为母亲后，女性的大脑会突然发生变化。在胎儿通过产道的那一瞬间，一系列的激素和神经递质被激活，从而使母亲的大脑发生生理性变化。这种对大脑的塑造几乎是瞬间发生的！

这些发生瞬间变化的大脑区域有海马体、杏仁核和大脑皮层（分别掌管记忆、情绪与共情能力、理性思维、奖励感和执行控制力）。这些变化几乎让产妇瞬间产生了一种母性本能。大脑中另一称作"黑质"区的区域也发生了变化，这一区域可以产生大量多巴胺，这种神经递质与动力有关，从而也间接与愉悦感相关。

再说到父亲，父亲的大脑没有产生任何明显的生理变化，但这并不代表成为父亲对他们一点影响也没有。对于母亲而言，分娩过程会促进催产素的产生，这种激素同维持人际关系和感知等功能有关。父亲体内也会产生催产素，尽管并非自动产生。2010年起，许多研究表明，当父亲第一次触碰到孩子的肌肤时，其体内的催产素会增加。如果父亲在孩子小时候不与孩子接触、亲近或玩耍，父亲体内的催产素就不会增加，与孩子相处的情感也远远没有相反情况下同孩子相处的感受那么深刻。

然而事情到此还没有结束，因为有趣的是，同孩子玩耍还可以使父亲产生另一种激素，不过这种激素似乎在母亲体内更为常见，这种激素就是催乳素。对于母亲来说，这种激素主要是由于婴儿吮吸乳头而产生，能够刺激乳汁分泌。对于父母双方来说，催乳素刺激了多巴胺的产生，我也说过很多次，这种神经递质与动力和愉悦感有关。因此，与孩子玩耍会令父母十分快乐，并且会激发他们照顾孩子的动力。不仅仅婴儿的神经可塑性取决于这样的游戏时光，我们成人的神经可塑性也取决于此。

第 **19** 章

结论：
呼吁人们通过
塑造大脑来增
强自身能力

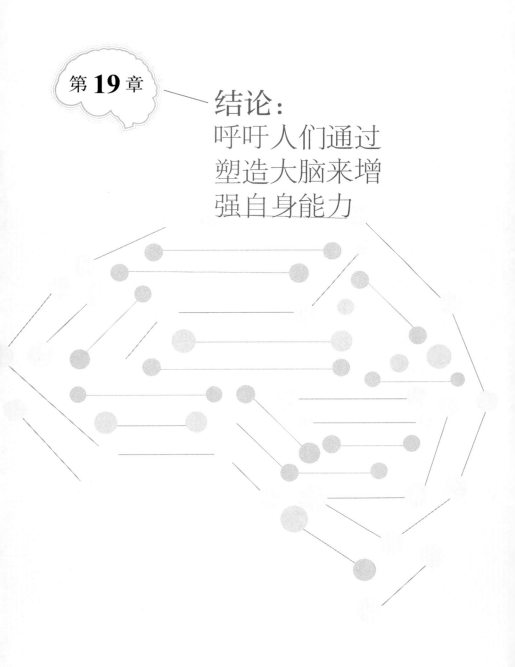

我用了许多篇幅来谈论大脑，其中涉及了它构建和重建的过程，涉及了基因和神经元，神经可塑性、认知的灵活性和储备能力，以及与复杂的、有益的和令人着迷的精神活动相关的各方面内容，例如情绪、理性思维、决策、共情能力、动力、乐观主义、对新事物的探索、创造等。当然，除了上述内容，还有许多值得我们研究的方面，但是我认为至少我已经达到了我本来的目的，即总结了目前已经应用在我们或周围人大脑上的一些认知神经科学知识，从而让我们有意识地从中获取个人和集体的最大利益，为人类的福祉和尊严做出贡献。

大脑的塑造从出生前就已经开始并且会持续终生，不仅如此，我们也总是通过我们的行动甚至是思想，例如我们的态度、眼神、语言和行动，直接或间接地影响着我们自己和他人塑造大脑的过程。我们每个人接受的教育及榜样的力量也发挥了其作用。教育和榜样代表着个人和社会的双重责任感，即通过塑造大脑的过程谋求人类福祉和尊严的双重机会。它是一个应该能够让所有人强大起来的真正挑战，最重要的是，它也是一个让我们能够自主构建大脑的绝佳机会。我相信，之前从未有科学研究成果像现在一样，为我们提供了一个如此有趣的架构来了解和深入探索人类自身。

参考文献

AHMARI, S. E., SPELLMAN, T., DOUGLASS, N. L., KHEIRBEK, M. A., SIMPSON, H. B., DEISSEROTH, K., GORDON, J. A., y HEN, R. (2013), «Repeated cortico-striatal stimulation generates persistent OCD-like behavior», *Science* 340, pp. 1.234-1.239.

ALLIS, C. D., *Epigenetics*, Nueva York, Cold Spring Harbour Laboratory Press, 2014.

ARNSTEN, A. F., WANG, M. J., y PASPALAS, C. D. (2012), «Neuromodulation of thought: flexibilities and vulnerabilities in prefrontal cortical network synapses», *Neuron* 76, pp. 223-239.

AVIV, V. (2014), «What does the brain tell us about abstract art?», *Front. Hum. Neurosci.* 8, p. 85.

BEAR, M., PARADISO, M., y CONNORS, B. W. (eds.), *Neuroscience: Exploring the brain*, Alphen aan den Rijn (Países Bajos), Wolters Kluwer, 2015.

BODDEN, C., RICHTER, S. H., SCHREIBER, R. S., KLOKE, V., GERSS, J., PALME, R., LESCH, K. P., LEWEJOHANN, L., KAISER, S., y SACHSER, N. (2015), «Benefits of adversity?! How life history affects the behavioral profile of mice varying in serotonin transporter genotype», *Front. Behav. Neurosci.* 9, p. 47.

BRADDICKA, O., y ATKINSON, J. (2011), «Development of human visual function», *Vision Research* 51, pp. 1.588-1.609.

BUENO, D., y TRICAS, M. (2006), «Creativitat i ciència», *Escola Catalana* 435, pp. 9-11.

— (2010), «Aggressivity, violence, sociability and conflict resolution: What genes can tell us», *Journal of Conflictology* 1 (2), pp. 1-9.

—, *El enigma de la libertad. Una perspectiva biológica y evolutiva de la libertad humana*, Alzira, Bromera, 2011.

BURGUIÈRE, E., MONTEIRO, P., FENG, G., y GRAYBIEL, A. M. (2013), «Optogenetic stimulation of lateral orbitofronto-striatal pathway suppresses compulsive behaviors», *Science* 340, pp. 1.243-1.246.

CATANI, M., y SCHOTTEN, M. T., *Atlas of human brain connections*, Oxford, Oxford University Press, 2015.

COSTA, A., FOUCART, A., HAYAKAWA, S., APARICI, M., APESTEGUIA, J., HEAFNER, J., y KEYSAR, B. (2014), «Your morals depend on language», *PLoS One* 9: e94842. Disponible en: <http://journals.plos.org/plosone/article?id=10.1371/journal.pone.0094842>.

CRYAN, J. F., y DINAN, T. G. (2013), «Mind-altering microorganisms: The impact of the gut microbiota on brain and behavior», *Nature Rev. Neurosci.* 13, pp. 701-712.

COMER KIDD, D., y CASTANO, E. (2013), «Reading literary fiction improves theory of mind», *Science* 342, pp. 377-380.

DE PALMA, G., BLENNERHASSETT, P., LU, J., DENG, Y., PARK, A. J., GREEN, W., DENOU, E., SILVA, M. A., SANTACRUZ, A., SANZ, Y., SURETTE, M. G., VERDU, E. F., COLLINS, S. M., y BERCIK, P. (2015), «Microbiota and host determinants of behavioural phenotype in maternally separated mice», *Nat. Commun.* 6, 7.735.

DEBARNOT, U., SPERDUTI, M., DI RIENZO, F., y GUILLOT, A. (2014), «Experts bodies, experts minds: How physical and mental training shape the brain», *Front. Hum. Neurosci.* 8, p. 280.

DIAZ HEIJTZ, R., WANG, S., ANUAR, F., QIAN, Y., BJÖRKHOLM, B., SAMUELSSON, A., HIBBERD, M. L., FORSSBERG, H., y PETTERSSON, S. (2011) «Normal gut microbiota modulates brain development and behavior», *Proc. Natl. Acad. Sci.* 108, pp. 3.047-3.052.

ELLIOTT, E., EZRA-NEVO, G., REGEV, L., NEUFELD-COHEN, A., y CHEN, A. (2010), «Resilience to social stress coincides with functional DNA methylation of the Crf gene in adult mice», *Nat. Neurosci.* 13, pp. 1.351-1.353.

FOSTER, P. P. (2015), «Role of physical and mental training in brain network configuration», *Front. Aging. Neurosci.* 7, p. 117.

GAZZANIGA, M. S., e IVRY, R. B., *Cognitive Neuroscience: The Biology of the Mind*, Londres, WW Norton, 2013.

GILBERT, S. F., *Developmental biology*, Sunderland (Estados Unidos), Sinauer, 2013 (trad. cast.: *Biografía del desarrollo*, Madrid, Panamericana, 2005).

GOLD, B. T., JOHNSON, N. F., y POWELL, D. K. (2013), «Lifelong bilingualism contributes to cognitive reserve against white matter integrity declines in aging», *Neuropsychologia* 51, pp. 2.841-2.846.

GÓMEZ-ROBLES, A., HOPKINS, W., SCHAPIRO, S., y SHERWOOD, C. C. (2015), «Relaxed genetic control of cortical organization in human brains compared with chimpanzees», *Proc. Natl. Acad. Sci.* 112 (48), pp. 14.799-14.804.

GRECO, J. A., y LIBERZON, I. (2015), «Neuroimaging of fear-associated learning», *Neuropsychopharmacology* 2015, pp. 1-15.

GREENFIELD, S., *Mind change*, Londres, Rider Books, 2014.

HAIR, N. L., HANSON, J. L., WOLFE, B. L., y POLLAK, S. D. (2015), «Association of child poverty, brain development, and academic achievement», *JAMA Pediatr.* 169, pp. 822-829.

HANSON, J. L., HAIR, N., SHEN, D. G., SHI, F., GILMORE, J. H., WOLFE, B. L., y POLLAK, S. D. (2013), «Family poverty affects the rate of human infant brain growth», *PLoS One* 11: e80954.

HEPPER, P. J., y SHAHIDULLAH, B. S. (1994), «Development of fetal hearing», *Arch. Dis. Child. Fetal Neonatal* 71, F81-F87.

HILL, K. R., WALKER, R. S., BOZICEVIĆ, M., EDER, J., HEADLAND, T., HEWLETT, B., HURTADO, A. M., MARLOWE, F., WIESSNER, P., y WOOD, B. (2011), «Co-residence patterns in hunter-gatherer societies show unique human social structure», *Science* 331, pp. 1.286-1.289.

HYDE, K. L., LERCH, J., NORTON, A., FORGEARD, M., WINNER, E., EVANS, A. C., y SCHLAUG, G. (2009), «The effects of musical training on structural brain development: a longitudinal study», *Ann. NY Acad. Sci.* 1169, pp. 182-186.

ICEKSON, T., ROSKES, M., y MORAN, S. (2014) «Effects of optimism on creativity under approach and avoidance motivation», *Front. Hum. Neurosci.* 8, p. 105.

JANITZKY, K., LIPPERT, M. T., ENGELHORN, A., TEGTMEIER, J., GOLDSCHMIDT, J., HEINZE, H. J., y OHL, F. W. (2015), «Optogenetic silencing of locus coeruleus activity in mice impairs cognitive flexibility in an attentional set-shifting task», *Front. Behav. Neurosci.* 9, p. 286.

KANDURI, C., RAIJAS, P., AHVENAINEN, M., PHILIPS, A. K., UKKOLA-VUOTI, L., LÄHDESMÄKI, H., y JÄRVELÄ, I. (2015), «The effect of listening to music on human transcriptome», *PeerJ* 3: e830.

KEVERNE, E. B., PFAFF, D. W., y TABANSKY, I. (2015), «Epigenetic changes in the developing brain: Effects on behavior», *Proc. Natl. Acad. Sci.* 112, pp. 6.789-6.795.

KIPMAN, M., WEBER, M., SCHWAB, Z. J., DELDONNO, S. R., y KILLGORE, W. D. (2012), «A funny thing happened on the way to the scanner: humor detection correlates with gray matter volume», *Neuroreport* 23, pp. 1.059-1.064.

LEDERBOGEN, F., KIRSCH, P., HADDAD, L., STREIT, F., TOST, H., SCHUCH, P., WÜST, S., PRUESSNER, J. C., RIETSCHEL, M., DEUSCHLE, M., y MEYER-LINDENBERG, A. (2011), «City living and urban upbringing affect neural social stress processing in humans», *Nature* 474, pp. 498-501.

LENT, R., y TOVAR-MOLL, F. (2015), «How can development and plasticity contribute to understanding evolution of the human brain?», *Front. Hum. Neurosci.* 9, p. 208.

LUKAS, M., BREDEWOLD, R., NEUMANN, I. D., y VEENEMA, A. H. (2010), «Maternal separation interferes with developmental changes in brain vasopressin and oxytocin receptor binding in male rats», *Neuropharmacology* 58, pp. 78-87.

MA, X., LUO, L., GENG, Y., ZHAO, W., ZHANG, Q., y KENDRICK, K. M. (2014), «Oxytocin increases liking for a country's people and national flag but not for other cultural symbols or consumer products», *Front. Behav. Neurosci.* 8, p. 266.

MAGUIRE, E. A., GADIAN, D. G., JOHNSRUDE, I. S., GOOD, C. D., ASHBURNER, J., FRACKOWIAK, R. S., y FRITH, C. D. (2000), «Navigation-related structural change in the hippocampi of taxi drivers», *Proc. Natl. Acad. Sci.* 97, pp. 4.398-4.403.

MAI, J., *Atlas of the human brain*, Waltham (Estados Unidos), Academic Press, 2015.

MARÍN-PADILLA, M., *The human brain: Prenatal development and structure*, Berlín, Springer-Verlag, 2011.

MATHIAK, K. A., ALAWI, E. M., KOUSH, Y., DYCK, M., CORDES, J. S., GABER, T. J., ZEPF, F. D., PALOMERO-GALLAGHER, N., SARKHEIL, P., BERGERT, S., ZVYAGINTSEV, M., y MATHIAK, K. (2015), «Social reward improves the voluntary control over localized brain activity in fMRI-based neurofeedback training», *Front. Behav. Neurosci.* 9, p. 136.

MCGOWAN, P. O., SASAKI, A., D'ALESSIO, A. C., DYMOV, S., LABONTÉ, B., SZYF, M., TURECKI, G., y MEANEY, M. J. (2009), «Epigenetic regulation of the glucocorticoid receptor in human brain associates with childhood abuse», *Nat. Neurosci.* 12, pp. 342-348.

MILLER, J. A. *et al.* (2014), «Transcriptional landscape of the prenatal human brain», *Nature* 508, pp. 199-206.

NUGENT, B. M., WRIGHT, C. L., SHETTY, A. C., HODES, G. E., LENZ, K. M., MAHURKAR, A., RUSSO, S. J., DEVINE, S. E., y MCCARTHY, M. M. (2015), «Brain feminization requires active repression of masculinization via DNA methylation», *Nat. Neurosci.* 18, pp. 690-697.

PIFFER, D., y HUR, Y. M. (2014), «Heritability of creative achievement», *Creativity Res. J.* 26, pp. 151-157.

REDOLAR, D. (ed.), *Neurociencia cognitiva*, Madrid, Panamericana, 2014.

RICCIARDI, E., ROTA, G., SANI, L., GENTILI, C., GAGLIANESE, A., GUAZZELLI, M., y PIETRINI, P. (2013), «How the brain heals emotional wounds: The functional neuroanatomy of forgiveness», *Front. Hum. Neurosci.* 7, p. 839.

SÁNCHEZ, X., REDOLAR, D., BUFILL, E., COLOM, F., VIETA, E., y BUENO, D., *¿Somos una especie violenta?*, Barcelona, Publicacions i edicions de la UB, 2014.

SARRIS, J., LOGAN, A. C., AKBARALY, T. N., AMMINGER, G. P., BALANZÁ-MARTÍNEZ, V., FREEMAN, M. P., HIBBELN, J., MATSUOKA, Y., MISCHOULON, D., MIZOUE, T., NANRI, A., NISHI, D., RAMSEY, D., RUCKLIDGE, J. J., SANCHEZ-VILLEGAS, A., SCHOLEY, A., SU, K. P., y JACKA, F. N. (2015), «Nutritional medicine as mainstream in psychiatry», *Lancet Psychiatry* 2, pp. 271-274.

STOLK, A., NOORDZIJ, M. L., VERHAGEN, L., VOLMAN, I., SCHOFFELEN, J. M., OOSTENVELD, R., HAGOORT, P., y TONI, I. (2014), «Cerebral coherence between communicators marks the emergence of meaning», *Proc. Natl. Acad. Sci.* 111, pp. 18.183-18.188.

SWAAB, D. F., *Somos nuestro cerebro. Cómo pensamos, sufrimos y amamos*, Barcelona, Plataforma, 2014.

TELZER, E. H., FULIGNI, A. J., LIEBERMAN, M. D., y GALVÁN, A. (2014), «Neural sensitivity to eudaimonic and hedonic rewards differentially predict adolescent depressive symptoms over time», *Proc. Natl. Acad. Sci.* 111, pp. 6.600-6.605.

THIERRY, G., ATHANASOPOULOS, P., WIGGETT, A., DERING, B., y KUIPERS, J. R. (2009), «Unconscious effects of language-specific terminology on preattentive color perception», *Proc. Natl. Acad. Sci.* 106, pp. 4.567-4.570.

VEENEMA, A. H., BREDEWOLD, R., y NEUMANN, I. D. (2007), «Opposite effects of maternal separation on intermale and maternal aggression in C57BL/6 mice: Link to hypothalamic vasopressin and oxytocin immunoreactivity», *Psychoneuroendocrinology* 32, pp. 437-450.

VILLEMURE, C., ČEKO, M., COTTON, V.A., y BUSHNELL, M.C. (2015), «Neuroprotective effects of yoga practice: Age-, experience-, and frequency-dependent plasticity», *Front. Hum. Neurosci.* 9, p. 281.

WARD, J., *The student's guide to cognitive neuroscience*, Abingdon (Reino Unido), Psychology Press, 2015.

WASSINK, T. H., NELSON, J. J., CROWE, R. R., ANDREASEN, N. C., WASSINK, T. H., NELSON, J. J., CROWE, R. R., y ANDREASEN, N. C. (1999), «Heritability of BDNF alleles and their effect on brain morphology in schizophrenia», *Am. J. Med. Genet.* 88, pp. 724-728.

WOOLLETT, K., y MAGUIRE, E.A. (2011), «Acquiring "the knowledge" of London's layout drives structural brain changes», *Curr. Biol.* 21, pp. 2.109-2.114.

WRANN, C. D., WHITE, J. P., SALOGIANNNIS, J., LAZNIK-BOGOSLAVSKI, D., WU, J., MA, D., LIN, J. D., GREENBERG, M. E., y SPIEGELMAN, B. M. (2013), «Exercise induces hippocampal BDNF through a PGC-1α/FNDC5 pathway», *Cell. Metab.* 18, pp. 649-659.

XUE, S. W., TANG, Y. Y., TANG, R., y POSNER, M. I. (2014), «Short-term meditation induces changes in brain resting EEG theta networks», *Brain Cogn.* 87, pp. 1-6.